CHAQUE JOUR EST UN COMBAT
Mon quotidien avec le trouble bipolaire

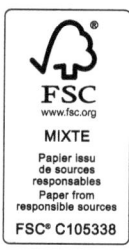

© 2022, Lily

Avec la collaboration de Murielle Neveux, Mémoire et portrait
memoireetportrait.com

Photo de couverture : © Lily – Tous droits réservés

Édition : BoD – Books on Demand, info@bod.fr.
Impression : BoD – Books on Demand, In de Tarpen 42,
Norderstedt (Allemagne)
Impression à la demande

ISBN : 978-2-3224-3974-4
Dépôt légal : septembre 2022

Lily

CHAQUE JOUR EST UN COMBAT
Mon quotidien avec le trouble bipolaire

Pour une personne souffrant de troubles bipolaires comme moi, écrire un journal est un bon moyen pour s'aérer l'esprit, faire le point quand tout s'embrouille, et garder une trace du chemin parcouru, pour se relire dans les périodes de doute, de remise en question, de désespoir, ou lorsque sous le coup des médicaments nous avons oublié certains faits ou événements que nous avons vécus.

Le journal est comme un ami, un confident, attentif, à l'écoute, qui accueille nos mots sans juger, et qu'on ne craint pas de décevoir. Nous pouvons lui communiquer notre euphorie, notre énergie bouillonnante, dans un flot de paroles inépuisable, hausser le ton, nous livrer sans retenue, crier nos envies d'évasion, nous taire et le délaisser – il nous accepte tels que nous sommes. De même, il ne réagit pas face à nos propos morbides, désespérés, et à notre indifférence à toute chose et à tout être.

Pour vous décrire mon combat avec le trouble bipolaire, j'ai choisi de partager avec vous mon journal. Il s'agit d'une version adaptée, dépouillée de maints faits anecdotiques qui ne seraient pour vous d'aucun intérêt. Vous pourrez ainsi suivre mon parcours, de ma première grossesse en bonne santé, bien que parasitée par mon enfance difficile, à la naissance de mon deuxième enfant au cœur de la maladie. Lors de mes périodes d'hospitalisation et de psychoéducation, j'ai beaucoup écrit car j'ai alors appris énormément sur mon trouble.

Amis souffrant de troubles bipolaires, proches de malades démunis, je souhaite que ce récit de mon parcours vous éclaire sur cette maladie encore mal comprise, et sur ce que nous pouvons ressentir au plus profond de nous-mêmes quand nous en sommes atteints.

30 juillet 2007

J'ai tout juste vingt ans et je viens d'apprendre que je suis enceinte.

Moi, Lily[1], étudiante en prépa, me destinant à devenir professeur de mathématiques, je vais avoir un enfant MAINTENANT !

Bien sûr je suis aux anges, cet enfant est une bénédiction, un cadeau du ciel, mais jamais je n'aurais osé vouloir être enceinte...

Mo sera heureux aussi, je le sais, même si comme moi sans doute il trouvera que nous sommes un peu jeunes, qu'accueillir notre premier enfant après nos études aurait été mieux pour lui, et pour nous. Mais nous nous aimons fort tous les deux, nous saurons nous adapter. Mo a beaucoup d'énergie, il est d'une nature optimiste et enthousiaste et je suis certaine que cet enfant va décupler son envie d'avancer. Depuis que

---

1   Les noms des personnes et des lieux ont été changés.

nous sommes ensemble, il m'entoure et me réchauffe de sa tendresse, je peux compter sur lui pour apaiser mes angoisses. Cet événement va nous souder encore davantage.

Mes pensées s'emmêlent… Mille idées m'assaillent. Oui, je suis heureuse mais je n'arrive pas à me rassurer. Serai-je capable de m'occuper convenablement de ce petit être à venir ? Avec les fragilités qui sont les miennes ?
J'ai l'impression de sortir à peine de l'enfance. Je n'ai pas dépassé mes difficultés avec mes parents, et j'ai ces angoisses, qui vont et viennent…

Est-ce que la dépression se transmet ? C'est ce qui m'effraie le plus, imaginer qu'il puisse souffrir de dépression infantile comme moi. Mon Dieu, faites qu'il en soit épargné.

Un flot de souvenirs jaillit dans mon esprit depuis ce matin, que je ne parviens pas à endiguer. Je voudrais vivre le bonheur pur de me savoir enceinte, j'aimerais profiter de ce moment de grâce, chasser ces images funestes de mon enfance.
Du plus loin que je me souvienne, il me semble que la dépression m'a toujours accompagnée. Je ne suis pas née dépressive, pourtant, dès l'âge de huit ou neuf ans, j'avais des pensées… que je qualifierais de macabres. J'avais une obsession pour les cimetières. Je n'arrêtais pas de penser au jour de mon propre enterrement, et à ce que devenaient les défunts une fois claquemurés dans leur caveau. Je me sentais triste et différente des autres. À certains moments, quand les enfants jouaient autour de moi, je me déconnectais de leurs jeux et

plus aucune joie ne me touchait, j'étais comme dissociée de toute émotion. Cela ne durait pas, heureusement. De façon tout aussi inattendue, je me reconnectais, et j'allais retrouver les autres pour jouer avec eux. J'avais conscience que mon comportement était étrange, aussi je n'aimais pas passer de longs moments avec mes petits camarades, ni d'ailleurs avec mes cousins. Avec mon frère et mes sœurs, c'était différent, ils pouvaient comprendre mes absences étant donné que nous vivions le même enfer à la maison, où nous étions livrés au monstre.

Chez nous, nous voyions peu notre mère, qui était pilote de ligne et s'absentait trois à cinq jours par semaine, mais nous savions qu'elle était pleine d'amour pour nous ; d'ailleurs, à son retour, elle nous comblait d'affection et de cadeaux. Elle était très vigilante concernant notre instruction, c'est dans ce domaine qu'elle s'investissait le plus et elle y excellait. Elle nous achetait des cahiers de vacances, des logiciels informatiques… Nous avions des facilités à l'école, et à quatre ans, nous savions tous lire. J'avais un an d'avance, et mon frère et mes sœurs ont sauté une classe également. Centrée sur l'école et l'apprentissage, et sur son travail qui la passionnait, notre mère comptait sur son époux pour s'occuper de la maison et de notre éducation quotidienne.

Mais son époux était un monstre, sévère, brutal et terrorisant. Il nous interdisait de manger de la viande. Je n'ai jamais su pourquoi. Nous subissions ses coups, surtout les deux plus petits. Nous n'avions pas le droit d'inviter d'autres enfants à la maison. J'ai compris plus tard qu'il nous isolait parce qu'il avait beaucoup de choses à cacher. Entre frangins, nous nous amusions à nous inventer des univers parallèles pour nous évader de notre prison et rendre notre quotidien supportable.

Mon bébé, je suis à peine enceinte de toi que déjà je pense à ce frère ou à cette sœur avec qui tu pourras t'évader si la vie est trop dure, et que pourtant je crains ne pouvoir te donner.

10 septembre 2007

Voilà, mon bébé, ton père est parti pour ses études d'ingénieur au Mans. Bien sûr il reviendra chaque weekend me voir, nous voir ! Il a été très content d'apprendre ta venue, un bébé avec la femme de sa vie ! Peu importe si tu entres un peu tôt dans nos vies.

Le mois dernier, après avoir appris que j'étais enceinte, j'ai bien failli renoncer à toi. Je ne me jugeais pas prête à être maman. Je n'ai jamais envisagé l'avortement cependant. L'idée de te tuer toi, petit être vivant dans mon ventre, est contraire à tous mes principes et inimaginable. En revanche, j'ai envisagé de te faire adopter par une femme plus stable et plus mûre que moi. Je voulais te confier à ma tante, qui, à trente-neuf ans, n'est toujours pas parvenue à avoir un enfant. J'étais persuadée qu'elle t'offrirait la belle vie que tu méritais. Ton papa m'a ramenée à la raison. Il disait que c'est à nous que Dieu t'avait donné, et que c'était à nous de nous occuper de toi. Alors tu resteras avec nous ! Avant, je craignais de m'attacher à toi, j'avais peur de t'aimer, car l'amour aurait rendu notre séparation horriblement douloureuse. Mais depuis que je sais que tu vas grandir parmi nous, que nous resterons tous les trois ensemble et unis, je me rapproche de toi chaque jour, et chaque jour je t'aime davantage. Je suis très fière de te porter, mon petit bébé.

Seule avec toi, allongée sur le lit, je me revois enfant, rêvassant dans le jardin allongée sur le tapis de gym acheté par Maman. Je rêvais de voler sur mon tapis magique comme Aladin et Jasmine, mes héros Disney préférés (c'est drôle quand j'y repense, vu que mon prince Mo est un Aladin venu des pays arabes !). Cela peut paraître banal, une petite fille qui rêve de voler, pourtant les pensées qui m'animaient n'étaient pas légères… J'imaginais des hommes venant à la maison pour tuer ma famille et me séquestrer avant d'abuser de moi à loisir. J'étais terrorisée à l'idée qu'ils me fassent du mal. Alors, allongée sur mon tapis, j'imaginais prendre mon envol pour fuir ma vie et ces perspectives qui m'effrayaient.

Au départ, mes sombres pensées surgissaient occasionnellement, puis elles sont devenues de plus en plus insistantes jusqu'à cette nuit où, comme je le craignais, j'ai été abusée par ce monstre de géniteur.

Dès lors, j'ai pensé que la vie n'était pas aussi belle qu'on voulait bien me le faire croire. Je me suis sentie salie, et cette sensation ne m'a plus quittée. J'ai voulu arrêter cette vie. Quitter la vie est devenu mon objectif, et une idée fixe autour de laquelle gravitaient toutes mes pensées. Je pesais le pour et le contre, me demandant si mon frère, mes sœurs et ma mère valaient vraiment la peine de continuer. Je souffrais de dégoût de moi et de la vie, rien ni personne ne pouvait m'enlever ça de l'esprit. Je pensais continuellement à ce que nous enseigne la religion. Je me répétais : « Tu sais, Lily, la religion, c'est merveilleux. Car Dieu est merveilleux et lorsque tu mourras, ta vie ne s'arrêtera pas mais tes souffrances, elles, cesseront. Tu auras droit à une nouvelle vie, sans douleurs, au paradis tout est plénitude et accomplissement. »

Je me sens protégée par toi, mon bébé. Malgré les sombres souvenirs qui me reviennent en mémoire, je sais que tu es là et qu'avec toi, je ne flancherai pas. Tu es la vie qui va m'ôter toute pulsion de mort.

20 octobre 2007

C'est étrange, j'ai du mal à me projeter avec toi après ta venue au monde. Je ne m'attendais tellement pas à être enceinte à mon âge que je n'arrive pas à visualiser l'« après ». Comment va-t-on s'organiser au quotidien avec toi ? Est-ce que tu auras ta petite chambre à toi ? On va tout faire pour, mais vu notre situation… ! Malgré toutes ces inconnues, je ne panique pas car l'essentiel pour t'élever dans de bonnes conditions, nous l'avons. Mo et moi, nous sommes sérieux. On ne boit pas, on ne sort pas, on ne fait pas partie des étudiants « fêtards », on ne se sentira donc pas frustrés de rester à tes côtés pour nous occuper de toi. Nous avons le sens des responsabilités et travailler ne nous fait pas peur. Nous avons d'ailleurs tous les deux pris un petit job à côté de nos études qui nous permet d'être indépendants. Et surtout, nous sommes fusionnels avec ton papa, nous nous aimons d'un amour indépassable, c'est bien l'essentiel pour avoir un enfant, non ? Pour le reste, on verra en temps voulu… !

1ᵉʳ décembre 2007

J'ai appris aujourd'hui que tu seras une petite fille. Mon bébé, ma fille, il va falloir que je te protège contre tous ces monstres qui peuplent la terre... Heureusement, ton papa est un homme bien, il n'est pas comme eux.

Je te dis cela car moi j'en ai connu, des affreux, des hommes qui en veulent toujours plus, qui ne savent pas se contrôler. Même les adolescents ne sont pas toujours aussi innocents qu'on pourrait le croire.

Quand j'ai eu douze ans, alors que le monstre croupissait en prison depuis une semaine, le méchant a surgi dans ma vie. Il avait le même âge que moi, c'était de la mauvaise graine. Il m'a poursuivie pendant plus d'un an, me caressant les fesses ou la poitrine contre mon gré. Puis un jour, dans le bus de nuit qui nous emmenait en voyage scolaire, il m'a blessée sexuellement, si profondément que ma blessure s'est avérée quasiment inguérissable. Mon obsession d'une mort merveilleuse et libératrice a alors redoublé. J'y pensais dans mes moments de solitude et même en compagnie des autres. Quand j'étais entourée, je m'isolais dans ma tête pour méditer à son sujet. Je rêvais de suicide... mais comment m'y prendre ? Je n'avais pas les clés. Je priais donc pour que la mort survienne sans mon intervention, comme un cadeau du ciel.

Ces horreurs ne t'arriveront pas à toi, mon trésor.

Nous ferons attention à toi. J'installerai entre nous un climat chaleureux, un climat de confiance, je veux que tu te sentes en sécurité à mes côtés, pour que, s'il t'arrive quoi que ce soit, tu n'hésites pas à m'en parler.

Moi je n'ai pas parlé à ma maman. Elle avait ses qualités bien sûr, mais je ne la sentais pas réceptive à mes souffrances. Elle savait que notre père nous frappait, mais ça ne la touchait pas outre mesure. Elle disait qu'il nous tapait pour qu'on le respecte, qu'il devait faire régner l'autorité et que « de toute façon, c'est comme ça qu'on éduque les enfants ! » Je ne lui ai pas parlé du méchant dans le bus. Et quand mon père est parti en prison, elle ignorait tout de ce qu'il m'avait fait. Je ne lui avais pas dit qu'à moi aussi, le monstre avait fait du mal. Qu'il n'y avait pas eu que sa petite sœur, ni cette petite fille de dix ans. Que moi aussi, je faisais partie des victimes. Non, je n'ai rien dit. Comment aurais-je pu avec cette maman absente, et dure, incapable d'entendre ses enfants au-delà des mots et de les protéger ?

J'ai tout gardé en moi. J'ai ravalé mes blessures, au corps, au cœur, à l'âme, et j'ai fait comme si. Comme si j'étais une petite fille ordinaire menant une vie normale. Je jouais si bien mon rôle que cinq mois après l'incarcération du monstre, j'ai été la première personne autorisée à lui rendre visite en prison. J'y suis allée, bien entendu, car malgré sa condamnation pour les crimes qu'il avait commis, ma mère avait décidé qu'il fallait maintenir le lien car il était son mari et notre père. La première fois que je lui ai rendu visite en détention, j'ai vu qu'il avait des cicatrices plein les bras. Il avait tenté de se suicider. Parée de mon masque de petite fille ordinaire qui aime son papa, je suis allée m'asseoir sur ses genoux et je l'ai pris dans mes bras :

« Il ne faut pas que tu te suicides ! Ne nous abandonne pas, papa ! »

Au fond de moi, je ne ressentais que du dégoût en pensant

à ce qu'il m'avait fait deux ans plus tôt. Je suis retournée le voir, une fois par mois, jusqu'à ce que, épuisée de jouer mon rôle de fille aimante, je déclare à ma mère que je ne voulais plus y aller.

Je n'ai dénoncé cet homme qu'à l'âge de dix-huit ans, assez récemment finalement.

Je n'allais pas bien du tout adolescente, mes blessures me torturaient, et mes secrets me minaient de l'intérieur. À quatorze ans, j'ai trouvé un refuge dans la nourriture, je suis devenue boulimique. Comme du reste, ma mère n'en a rien su. C'était mon péché à moi, je mangeais jusqu'à m'étouffer, je me faisais plaisir jusqu'à en souffrir, et puis, dégoûtée de m'être laissée aller à m'empiffrer, j'allais expier ma faute en me faisant vomir. Je ne me punissais pas que pour ma gourmandise : ce que je recrachais en même temps que la bouffe, c'était le plaisir coupable que le monstre m'avait obligée à prendre.

À quinze ans, la mort restant sourde à mes appels, j'ai décidé d'aller à elle. J'avais trouvé la clé : les médicaments.

Ma tentative de suicide m'a valu d'aller consulter un psychiatre, qui n'a pas été d'un grand soutien. Il faut dire que je ne lui ai pas facilité la tâche : fidèle à mes habitudes, j'avais feint d'aller bien.

Mais à seize ans, le coup de massue... Ma mère a décidé d'héberger le monstre pour sa première permission de sortie. Le revoir, lui, chez nous, là où tout s'était passé, était hors de ma portée. Je ne pouvais pas supporter cet énième coup. Je suis allée me réfugier chez ma grand-mère, et pour la première fois de ma vie, je me suis confiée. J'ai moi-même fait la démarche d'aller consulter une psychologue. Il fallait que je me livre, je ne pouvais plus tenir emmurée dans mon silence. Je lui ai parlé des relations avec ma mère, je lui ai dit pour le monstre, pour la boulimie... Elle m'a beaucoup apaisée intérieurement, elle m'a aidée à m'ôter la culpabilité que je ressentais à cause de ce que j'avais subi, et les symptômes de la boulimie se sont progressivement atténués. Ils n'ont pas disparu cependant. En janvier 2006, je me suis donc fait hospitaliser, et j'ai alors été suivie par un psychiatre spécialisé dans les troubles alimentaires. Il m'a prescrit un traitement anti-compulsif qui a très bien marché. Et peu à peu, je me suis réparée à l'intérieur. Et Mo, mon ange, l'amour de ma vie est entré dans mon monde et a veillé sur moi... Avec lui à mes côtés, je suis allée mieux et je n'ai plus ressenti le besoin de suivi médical. Quand je suis tombée enceinte de toi, mon bébé, ma petite fille, je ne prenais plus de traitement.

Maintenant que tu es dans mon ventre, je sais que je ne me ferai plus de mal car je ne veux pas t'en faire. Nous nous protégeons mutuellement.

Quand tu seras parmi nous, je continuerai à te protéger, je t'apporterai la sécurité, l'affection et l'écoute qui m'ont tant manqué.

Non, tu ne seras pas dépressive comme moi, parce que ton papa et moi nous t'offrirons tout plein d'amour.

15 avril 2008

Ta venue approche et les concours aussi. Tu m'accompagnes pendant mes révisions… J'aime bien ressentir ta présence dans mon ventre, mais j'ai hâte de te rencontrer à présent, de voir ta petite tête ! Est-ce que tu auras des cheveux à la naissance ?!

30 mai 2008

Tant d'événements en si peu de temps ! Notre Amira est née il y a pile un mois et les concours viennent de se terminer. Je n'aurais jamais cru l'aimer à ce point, d'un coup, dès qu'ils l'ont posée sur mon ventre après l'accouchement. Je ne savais pas que l'amour maternel pouvait être aussi puissant et que j'étais capable d'aimer à ce point un enfant. Quelle joie indescriptible de l'avoir avec moi, de pouvoir la regarder, la sentir, la toucher. C'est bien ma fille, ce petit être là qui ouvre ses grands yeux innocents sur moi, qui remue sa petite main, et s'agrippe à la mienne ?! L'allaitement, un moment de grâce… notre moment à nous… tu es lovée tout contre moi, je te regarde téter, tes petites paupières closes, je te sens mordillant mon sein, toi et moi nous ne formons qu'une seule et même personne en ces divins instants. Mon Amira, mon miracle… Amira est née en pleine semaine, un mardi. Mo n'a pas pu se libérer le jour J, mais dès le lendemain il était là pour faire sa connaissance. Je suis restée à la clinique huit jours, j'avais expliqué à la maternité mes problèmes relatifs à la nourriture et à mon père, si bien que j'ai eu droit à une chambre particulière, et j'ai pu voir une psychologue. Heureusement que j'ai été bien entourée, car malgré le bonheur d'être maman, je me sentais un peu dépassée par mes nouvelles responsabilités et surtout, j'étais terrorisée à l'idée de maltraiter ma fille… La laver, lui faire prendre son bain, accéder à ses parties intimes - une torture… L'image de mon géniteur me revenait, j'avais peur qu'il m'ait transmis sa perversité et que j'abuse d'elle. « Ça va aller… Regardez, quand vous donnez le bain à votre fille, vous ne lui faites pas de mal… »

J'essayais de me répéter ce que me disait la sage-femme. La peur d'être maltraitante ne veut pas me quitter. Je dois prendre sur moi.

En ce moment, je suis chez ma mère. Pour une fois, son manque de psychologie me fait du bien. Quand je lui dis que j'ai peur d'abuser d'Amira, elle me répond : « Comment peux-tu avoir peur ? Une mère ne peut pas faire de mal à son enfant. » Au moins, elle n'aggrave pas mon inquiétude en me transmettant la sienne ! Elle accepte de lui donner le bain à ma place. Pour la vie pratique, ma mère a toujours assuré. Parmi toutes les choses que je vais vite apprendre à ma fille, il y aura celle-là, et le plus tôt possible : se laver toute seule.

08 août 2008

Demain est un grand jour : Mo et moi, nous nous marions !

J'ai vingt-deux ans, un (futur) mari que j'aime et une petite fille adorable de quatre mois. En plus, j'ai réussi mes concours et je suis admise en troisième année de licence en mathématiques. Après les difficultés que j'ai rencontrées par le passé, je suis vraiment fière d'en être arrivée là. Espérons que la vie continuera à me sourire.

10 juillet 2010

Le temps file… ! J'ai eu le CAPES en mathématiques, quelle joie, quelle fierté, il fallait que je grave cet événement dans mon journal ! Je vais commencer à enseigner et j'ai confiance en moi pour gérer ma formation, la préparation de mes cours, le travail en classe avec mes élèves et en même temps m'occuper de ma fille qui entre en maternelle. Son papa est malheureusement dans une autre ville pour une formation. J'espère que nous serons bientôt réunis.

10 octobre 2011

Tout allait bien jusqu'ici.

Pendant une période, quand Mo et moi avons dû habiter séparément, c'est moi qui ai gardé d'Amira car son papa était en colocation. Entre les cours à l'IUFM, mes cinq classes et la petite, j'étais épuisée, mais j'assurais et j'étais très contente de moi. Je la conduisais à la garderie à 7 heures 30, j'enchaînais avec le travail, je la récupérais à 18 heures, je la faisais manger, on était bien, on voyait son papa très souvent, c'était super. Mais cette année, nous sommes de nouveau séparés géographiquement, je n'ai pas réussi à obtenir ma mutation à L. où mon mari a trouvé un emploi. Je suis à B. Comme il loge dans un deux-pièces et moi dans un studio, c'est lui qui s'occupe d'Amira cette année. Je me sens vulnérable sans Mo et Amira. Je m'aperçois qu'après ma grossesse, ma fille a continué d'être mon soutien. Sans elle je n'ai plus d'appui, je perds mon équilibre. Sans eux, je suis seule. Mon bouclier s'est fendu. Toutes les douleurs du monde se répercutent dans mon être, tout m'agresse… « Tout » : mes élèves, ces adolescents à qui j'enseigne les mathématiques. Certains d'entre eux vont mal et ont des difficultés qui dépassent le cadre scolaire. Quand je les regarde, j'ai l'impression qu'ils me tendent le miroir de mon enfance. Je redeviens l'adolescente boulimique, l'enfant abusée… Je cherche en moi l'épouse, la maman… J'essaie de tenir. C'est difficile.

20 novembre 2011

Après un week-end auprès de mon mari et de ma fille, me voici de retour à B., dans mon minuscule appartement loué en temps normal comme location saisonnière. Je déteste cette ville. Je déteste mon logement.

Mes élèves me fatiguent. Décidément, cette année je n'ai plus la niac.

En classe je donne le change, pourtant, et mes élèves se montrent toujours aussi motivés et intéressés par mes cours, et je dois dire que je suis étonnée par les progrès qu'ils ont effectués depuis la rentrée. J'arrive à me contenir devant eux, à faire comme si j'allais bien, d'ailleurs quand je fais cours, je parviens à me fondre totalement dans mon rôle de professeure et à oublier ma tristesse… Ils ne peuvent rien deviner de mon état, ils ne savent pas à quel point cela me coûte, cette année, de me retrouver face à eux. Ils épuisent mon énergie.

Ce soir, je suis vidée. Découragée. Des émotions négatives parasitent mon être. Je n'arrive pas à les chasser. Où trouver la légèreté ? la joie ? Où trouver ne serait-ce qu'un peu de sérénité ? Les états positifs, et même neutres, me sont devenus étrangers. Depuis la rentrée, la tristesse, la lassitude et l'inquiétude semblent l'emporter sur tout.

J'aimerais tant pouvoir sourire.

Je viens de finir de préparer mes cours pour demain. Demain soir je corrigerai des copies. Il faut que j'aie terminé mes corrections et la préparation des cours d'ici ce week-end, il est hors de question que je travaille à L., je veux continuer à être toute à Amira et à Mo quand je vais les voir.

J'hésite à appeler mon mari.

Il ne faut pas. L'entendre va me renvoyer à ma solitude et à notre séparation, je vais m'effondrer. Je vais plutôt aller marcher un peu, il ne fait pas tout à fait nuit encore. Ensuite, je me plongerai dans mon livre. Dommage que la piscine soit fermée. Dans l'eau, je ne pense à rien sauf à avancer dans mon couloir, puis après de bonnes longueurs, une fatigue positive me prend, qui n'a rien à voir avec l'affreuse lassitude qui me submerge en ce moment.

23 novembre 2011

Ma fille, je te retrouve après-demain. Tu as le pouvoir de me sauver de ma tristesse. Cette tristesse qui est mon unique horizon quand je suis seule chez moi, se réduit en ta présence à un tout petit pan de ciel noir dans l'azur… À L., je suis à cent pour cent avec toi, on joue ensemble, on se promène, je te fais manger, je t'emmène au parc. Nous allons parfois au restaurant avec ton papa. Tes rires, tes gestes, tes paroles, tout en toi est gaieté et insouciance, mes émotions négatives ne peuvent que succomber devant ton petit être plein de cet élan vital qui me fait tant défaut actuellement.

Je devrais sourire en pensant à toi, je devrais être heureuse de savoir que je te rejoins bientôt, mais il n'y a rien à faire, dès le moment où je quitte ta présence, toute joie en moi s'éteint instantanément. Je ne sais pas habiter heureusement mes souvenirs, ni créer des projections qui m'enchantent. Je ne sais qu'être au présent, dans ce présent douloureux, et mes projections sont à l'avenant… sombres… C'est pénible.

03 janvier 2012

C'était trop dur. Je n'ai pas tenu. Je ne peux pas assurer la rentrée, le médecin m'a mise en arrêt pendant six semaines jusqu'aux vacances de février. Pour les vacances de Noël, je suis arrivée épuisée à L., soulagée et contente de revoir mon mari et ma fille, mais en proie à une fatigue intense. Les trajets entre B. et L. m'ont épuisée de semaine en semaine, et ma déprime s'est progressivement aggravée. J'ai dit à Mo combien ils me manquaient quand j'étais seule chez moi. Il ne se doutait pas que je vivais si mal la situation. Il est vrai que j'avais fait tout mon possible pour lui cacher mon état, je lui faisais croire que j'allais bien et que j'assurais. Mais là, j'étais à bout et mon masque devenait bien trop lourd à porter. Je ne les ai pas quittés pendant les vacances. L'idée de repartir loin d'eux et me retrouver seule de nouveau m'était insoutenable. J'ai parlé au médecin de la situation et de mes troubles alimentaires, qui sont revenus. Il a diagnostiqué un état dépressif et m'a conseillé une psychiatre spécialisée dans les problèmes alimentaires.

05 février 2012

Rester avec ma famille me fait un bien fou. Je me suis totalement recentrée sur Amira, je l'emmène au parc, je la regarde jouer, nous faisons quantité d'activités ensemble. Je pense que je m'occupe bien d'elle et cette idée me réconforte. Amira me régénère, je reprends vie à ses côtés. En plus, la psychiatre est une bonne aide, elle me remet sur les rails. Mo est toujours aussi gentil, sans être aux petits soins. Il me laisse faire ce qui me semble bon pour moi. Quand je n'ai envie de rien, que je reste assise ou allongée à lire toute la journée pour me reposer, il respecte mon choix, sans essayer de me bousculer.

15 avril 2012

J'ai repris les cours début mars. Au début, je me sentais regonflée, je pensais que j'allais finir l'année sans trop de problèmes, mais le cœur n'y est plus – déjà. Tout recommence. Peu à peu j'ai resombré, je suis attaquée par des pensées morbides. Je crois même que mon état a empiré par rapport à Noël. Je ne supporte plus mes élèves, mais il n'y a pas que ça. Ma boulimie est revenue en force, je passe mon temps à manger, à me faire vomir, j'ai honte, je n'en peux plus ! Tous les jours, je me gave et je vomis. Ça n'arrêtera donc jamais ???!

Il y a une solution pour que ça s'arrête. J'y songe de plus en plus.

Je ne peux plus regarder un couteau de cuisine sans penser à ma mort.

1ᵉʳ juillet 2012

Je vois enfin une lumière au bout de cette dépression qui n'en finissait pas.

Après six semaines de cours très éprouvantes, le médecin m'a remise en arrêt pour dépression, jusqu'à la fin de l'année scolaire. Maintenant, je retrouve la forme et le moral. Je me suis mise à faire du sport intensivement, trois fois par semaine, quatre heures par jour, je vais en salle. Je fais des balades à vélo avec ma fille. Je me sens revigorée. Avec mes frères et sœurs, nous avons programmé un voyage à New York, j'ai hâte…

8 août 2012

La dépression est loin, loin derrière moi ! C'est fou, ce qui m'arrive, j'ai retrouvé une pêche du tonnerre. Depuis le début de l'été, je suis pleine d'énergie. Après ces longs mois moroses, qui l'aurait cru ? C'est même plus que de l'énergie, ce que je ressens désormais, c'est un sentiment de puissance. J'ai l'impression que le monde m'appartient et que rien ni personne ne peut me résister ! J'ai éprouvé très fortement ce sentiment au moment où nous avons débarqué à New York. D'un coup, toutes mes pensées négatives se sont évanouies, je me suis sentie débordante de vitalité et d'envies. New York est une ville bouillonnante, elle reflétait parfaitement mon état intérieur. Marche à pied, promenades à vélo, shopping, visite du musée d'histoire naturelle, etc. Nous avons enchaîné les activités. Times Square ! Quelle place magnétique... Grâce au sport, je me suis bien affinée, alors je me suis acheté des habits qui me mettent en valeur, assez classes et féminins, une robe notamment et un joli chemisier avec des épaules bouffantes. J'ai aussi offert des vêtements à mes frangins. J'ai été prise d'une frénésie d'achats à vrai dire, mais les vitrines là-bas sont si alléchantes ! J'étais galvanisée ! Je me retenais de faire la folle étant donné que j'étais accompagnée, mais de temps à autre, je profitais de moments de solitude pour me lâcher un peu. Je n'avais pas besoin de beaucoup dormir, je me levais avant mes frères et sœurs, alors le matin je m'éclipsais, et je laissais libre cours à mes pulsions et envies… Un matin, ainsi, j'ai papoté avec mon voisin de chambre, je l'ai accompagné faire du shopping dans un mall, puis je l'ai laissé pour aller me promener sur la plage. J'ai vu un monsieur un peu bizarre, androgyne, qui jouait au base-ball tout seul ; j'ai eu envie d'aller lui parler. J'étais très volubile à New York, j'avais envie d'aborder tout le monde, de parler à tous les inconnus que je croisais. Après la plage, je me suis baladée dans un parc, où j'ai vu deux ados en train de faire de la balançoire. Je leur ai demandé si je pouvais me joindre à eux. Ils ont dit ok. Ce moment était tellement sympa que je leur ai demandé qu'ils me filment en train de me balancer. Au retour, sur le chemin de l'hôtel, je me suis arrêtée dans un McDo, il était magnifique ! Je n'en avais jamais vu de plus beau et si bien décoré ! Je l'ai mitraillé, j'ai bien dû prendre cinquante photos de l'établissement.

Quel voyage enthousiasmant !

Depuis mon retour, je passe mes journées avec ma fille, je ne peux m'empêcher de filmer et photographier tous ses faits et gestes. Je t'aime ma petite Amira !

15 août 2012

Ma tante est morte. Quel choc. La pauvre souffrait de schizophrénie et de troubles du comportement alimentaire. Elle a passé la majeure partie de sa vie en institutions psychiatriques. Je me souviens de son air complètement déconnecté quand on allait la voir. Elle était dans un autre monde. Elle racontait qu'un voisin de chambre entrait par le trou de la serrure pour la violer.

J'espère qu'elle se sent délivrée et qu'elle est partie sans ses tourments.

Et si j'étais comme elle, si j'étais folle moi aussi ? Et si je mourais, comme elle ? C'en serait terminé de ma dépression, enfin.

Je pourrais me suicider, comme ma grand-mère qui était dépressive. Elle a d'abord voulu se jeter sous un train mais sa tentative a échoué. Sa fille était à ses côtés. Ça, en revanche, jamais je ne le ferai, je ne veux pas mêler Amira à mon geste fatal ! Ma grand-mère est morte après s'être pendue dans la salle de bain. C'est son fils, mon géniteur, qui l'a retrouvée. Il en a été traumatisé. Elle abandonnait neuf enfants.

Mais oui, j'aimerais mourir moi aussi. Je ne veux pas passer ma vie à souffrir à cause de la dépression, je ne veux pas être malade à vie comme ma tante schizophrène et mon autre tante qui souffrait, dit-on, de troubles bipolaires.

Ma tante est morte mais je n'ai pas perdu mon élan. Je suis plus agitée encore qu'à New York. Un flot de pensées incessant cogne dans mon cerveau, qui ne se relâche plus, je ne dors presque plus d'ailleurs, je bouillonne, je suis en activité permanente. On me dit que je parle plus vite et plus fort que d'habitude. Mais j'ai tellement de choses à crier au monde !! Maintenant, je ne me gêne plus pour dire les choses, tout ce qui me passe par la tête, je le dis ! Pourquoi se taire après tout ? Pourquoi taire le fait que mon géniteur était un monstre ? Je n'ai pas à en avoir honte, je n'ai rien fait pour. Oui il faut que les gens sachent pour qu'ils comprennent mes appréhensions et mes réactions étranges ! Il faut que les cousines de Mo sachent ! Ma mère, je l'adore et je la déteste, elle fait tant pour moi, mais ses actes parfois me font tant de mal. Ça aussi je veux le partager, pour que tout le monde me comprenne. Et puis pourquoi garder pour Mo et moi notre intimité ? J'ai envie de tout dire, de crier sur tous les toits à quel point nous nous aimons ! Il faut absolument qu'on achète cette villa au Maroc, elle me plaît ! On pourrait y aller en famille pendant nos vacances. Je vais l'inviter lui aussi, toute la famille sans exception ! Et quand on n'y sera pas, on hébergera des SDF. Ça c'est une belle idée, une très belle idée. Je vais appeler Mo pour lui en parler !

4 septembre 2012

Maman, merci merci pour ta visite, j'aime tant quand tu viens me voir ! Comment ai-je pu dire toutes ces choses méchantes à ton propos ? Je m'en veux, je te demande pardon. Qu'est-ce qui ne tourne pas rond dans ma tête ? Quelque chose m'échappe, je ne maîtrise pas mes pensées, mes paroles ; mon cerveau en roue libre me malmène. Nous avons joué à un jeu de société avec toi et ma sœur, on s'est promenées toutes les trois, tu n'as pas évoqué mon geste, tu n'as pas évoqué l'endroit où je me trouve. Grâce à toi, un instant, j'ai oublié que j'avais attenté à mes jours et que j'étais malade psychiatrique. J'ai besoin de ta présence en ce moment, toi seule me raccroche à la vie, à cette vie que tu m'as donnée. Tu me réancres. J'ai besoin de toi pour renouer avec le monde, tu es le fil qui me relie à lui. Ma terre-mère, ma mère nourricière, la racine de mon être.

Je ne pouvais pas faire front.
Tout à coup, voyant la rentrée approcher, l'euphorie m'a quittée, l'élan m'a abandonnée. Après l'enthousiasme et l'agitation de l'été, le souffle en moi a été comme aspiré par cette perspective de la rentrée. Je ne pouvais pas me retrouver de nouveau séparée de ma famille, face à des élèves que je redoute et qui m'insupportent. Cette idée me tétanisait. D'un coup plus rien n'a existé à part cette perspective atroce et l'angoisse qu'elle générait en moi. Je n'avais même plus envie de m'occuper d'Amira, ni de parler avec Mo, j'étais habitée tout entière par l'angoisse. Et quelle horreur de ressentir un tel sentiment, que j'avais déjà trop éprouvé, quelle horreur de

sentir la dépression revenir, et d'imaginer que le reste de ma vie allait ainsi être fait d'allers-retours incessants vers l'enfer de l'angoisse et de la dépression.

Tu es partie, et je me sens seule. Mon mari est loin de moi, il doit s'occuper de ma fille, qui me manque et que j'ai si honte d'avoir failli abandonner. Je suis si seule... comme une enfant qui n'a pas sa maman. Seule dans cet hôpital entourée de femmes malades. Si triste, si seule, tu me manques maman, je voudrais que tu me cajoles, que tu me protèges enfin toi qui n'as pas su me protéger dans ma jeunesse.

Je sais que j'ai quelque chose qui ne va pas, qui ne fonctionne pas dans mon esprit. Je suis différente des autres. Mais je sais qu'au-delà de cette fragilité un renfort et un soutien adéquats m'aideraient à me supporter moi-même.

Maman tu es la personne la plus forte que je connaisse, toi tu as réussi à continuer à vivre et à élever tes enfants malgré toutes les difficultés que tu as traversées. Dès que l'un de nous avait besoin d'un soutien matériel, tu le lui apportais. Tu t'organisais dans ton travail de manière à être le plus possible disponible pour nous. Tu étais à notre écoute, mais nous refusions de te parler car sans le vouloir tu nous as exposés au danger pendant de nombreuses années, ce qui a provoqué en nous une certaine réserve. Maintenant que je suis adulte, je peux compter sur ton soutien, tu nous apportes tant de bienfaits, à ma famille et à moi-même, tu es toujours là pour m'écouter... J'ai surmonté ma retenue, s'il te plaît, maman, apporte-moi toujours ton soutien et ton oreille attentive, je sais que j'en ai besoin pour surmonter mes difficultés.

15 décembre 2012

Est-ce que je vais reprendre une vie normale un jour ?
Après les vacances de Toussaint, j'ai essayé de retourner au travail. Impossible, psychologiquement, je n'ai pas tenu. Je n'avais que trois classes, mais faire cours m'était insurmontable. Je n'avais qu'une envie, disparaître dans un trou, me coucher, et c'est tout. Le médecin m'a donné d'autres anti-dépresseurs et m'a mise en arrêt.
J'ai l'impression que les choses s'aggravent. Chaque année de cours est pire que la précédente. Je vais de crise en crise et à chaque coup je retombe dans mon puits de souffrance. C'est comme si la mort m'attrapait par les pieds et m'aspirait au fond, sans que je trouve aux parois aucune accroche à laquelle m'agripper, aucune lueur quand je lève les yeux. Du fond de mon puits, je ne vois plus rien qu'une trappe là-haut qui me sépare de la vie. Je sais qu'Amira est au-dessus, que Mo aussi est là, ils me réclament, mais je ne peux pas aller vers eux. Je suis emprisonnée dans ma torpeur. J'ai inscrit Amira dans une école privée cette année, je veux lui donner toutes ses chances, j'aimerais qu'elle saute une classe comme moi et qu'elle s'en sorte bien à l'école. Je ne vais pas bien mais je m'occupe d'elle, je l'emmène à l'école, je vais la chercher, nous allons au parc ensemble, je fais des puzzles avec elle... Heureusement, elle est là.

3 mars 2013

J'ai décidé de me faire hospitaliser, je suis en clinique actuellement. J'allais de plus en plus mal, le début d'année a été catastrophique, je n'ai pas réussi à me sortir de la dépression, mon traitement ne s'est pas avéré plus efficace que le précédent. Je ne pensais qu'à me suicider. Ces états sont difficiles pour moi mais aussi pour les autres, et en particulier pour Mo, qui ne me comprend plus. Etant donné que nous sommes en famille depuis que je suis en arrêt de travail, il dit que je n'ai plus de raison objective d'être triste et stressée. Je comprends son point de vue mais mon mal n'est pas seulement lié à des situations ou à des événements que je subis. Je suis dans une nouvelle clinique, vu que celle où j'ai atterri en septembre n'a pas su me soigner. Le psychiatre que j'ai consulté ici m'a longuement interrogée. Je lui ai dit que j'étais au fond du puits depuis janvier 2012, et je lui ai parlé de l'été dernier, où j'étais plutôt enthousiaste, même étrangement excitable, mais que tout à coup à la fin de l'été, confrontée à la perspective de la rentrée et de la séparation avec ma famille, j'ai dégringolé jusqu'à faire une tentative de suicide. À mon récit, il a reconnu un trouble bipolaire, de type 1. À vrai dire, j'avais vaguement entendu parler de cette maladie, je savais comme tout un chacun que la bipolarité consistait en une succession de « hauts » et de « bas » mais je ne savais rien de plus.

Le psychiatre m'a donné un traitement, un thymorégulateur, censé empêcher les successions de déferlantes intérieures et stabiliser mon humeur. Il n'a pas été très loquace ceci dit, il ne m'a rien expliqué sur ma maladie, et comme la majorité des psychiatres que j'ai pu rencontrer, il s'est contenté de me prescrire des médicaments. J'ai donc effectué des recherches. Il faudra que je lise ce livre sur la bipolarité, qui s'intitule *Des hauts et des bas qui perturbent votre vie*[2].

20 mars 2013

J'ai commencé le livre de Michel Rochet, que je trouve très éclairant. J'ai peu à peu reconnu les symptômes qu'il décrit comme ceux que je traverse au quotidien. Je vis un épisode dépressif suivi d'une phase maniaque, et je retombe en dépression à cause d'un événement déclencheur. Et chaque fois, c'est un flot de pensées incessant, négatives en période dépressive, positives en période d'hypomanie, qui se déverse dans mon esprit sans que je puisse du tout le maîtriser. Les pensées débordent de ma volonté. C'est très perturbant car j'ai l'impression de n'avoir aucune prise sur elles, c'est comme si je m'échappais à moi-même. Au-delà de la description habituelle des deux phases, dépressive et hypomaniaque, dans laquelle je me reconnais au quotidien, le livre m'apprend beaucoup sur le fonctionnement particulier du cerveau des personnes bipolaires. D'après l'auteur, le cerveau de ces malades connaît non seulement « un jaillissement d'idées plus importantes que celui d'un cerveau habituel » mais en plus la personne bipolaire « est incapable de contrôler la montée du niveau de pensées » dans son « ré-

---

[2] Michel Rochet, *Des hauts et des bas qui perturbent votre vie*, éditions Chiron, 2002

servoir d'idées ». Elle n'est pas mentalement capable de faire le tri dans ses idées, elle ne peut pas les éliminer d'elle-même. Elle forme des idées qui demeurent dans sa tête et n'arrive pas à s'en débarrasser. À force d'accumuler des pensées qu'elle ne priorise et ne filtre pas, ses jugements et décisions en deviennent faussés, et le réservoir finit par déborder. Son cerveau devient alors noyé dans des pensées néfastes, car trop négatives ou trop positives. À ce moment-là, il est trop tard pour mettre un frein à ces pensées débridées, qui vont se traduire en actes. « Le bipolaire n'arrive pas à maîtriser ses idées, ses pensées, ses émotions, ses sentiments et ses actions car, derrière chacun de ses actes, il y a une pensée, positive ou négative, qui le gouverne. (…) Il n'arrive pas à discerner le bien du mal, le vrai du faux ; ses jugements sont faussés, il ne sait pas se servir de son intelligence à bon escient. »

Cela me rappelle une situation que j'ai vécue l'été dernier. Petit à petit, je me mettais à dormir moins, je devenais inondée de pensées positives, créatrices, de projets et d'envies en continu. Cela a évolué en un désir d'acheter incessant et intense que j'avais beaucoup de mal à refréner. Je suis souvent passée à l'acte par des dépenses exagérées et inutiles, et, sous couvert de générosité et d'altruisme, je laissais libre court à mes envies en achetant des choses pour des personnes démunies, pour des proches ou pour ma fille, à qui je voulais faire plaisir. Puis, quand à la fin de l'été, l'idée d'en finir s'est installée dans ma tête, je n'ai plus été en mesure de m'en détacher, de me raisonner, l'idée de mort m'a débordée, elle s'est substituée à toute autre forme de réalité et plus rien ne comptait à part ma mort à venir. Je ne voyais même plus ma fille qui était pourtant dans l'appartement avec moi. Je ne voyais plus mon mari, toutes mes pensées étaient orientées vers les idées de mort et de paradis. On a beau savoir qu'on est malade, il est difficile d'accepter qu'on puisse être aussi aveuglé par une idée et finir par passer à l'acte.

Tout ce que je lis est ce que je vis. Ce flot de pensées incessant que je subis dans un bon jour, ou dans un mauvais, que je vive une bonne expérience ou que mon esprit n'arrive même plus à faire mouvoir mon corps, ni à accomplir aucune tâche... Que je sois en période « haute » ou en période « basse », les pensées restent là, elles s'agrippent à mon cerveau sans jamais le lâcher. Et quand il m'arrive de commencer une journée libérée du poids des idées noires, quand je traverse une période « normale », ni trop haute, ni trop basse, je reste dominée par des pensées indomptables, elles m'agressent, elles ne me laissent pas en repos, et c'est ce qui me rend malade. Ma tête est envahie par les jugements négatifs sur moi-même, par les idées morbides face à mon incapacité, par les réflexions sur mon passé, par les tentatives de réveiller des souvenirs qui souvent fuient quand j'essaie de les convoquer.

Je suis tout à fait d'accord avec Michel Rochet quand il affirme que « la difficulté à se gérer est un handicap majeur » dans la vie des bipolaires. « Par rapport à quelqu'un qui a moins de capacités intellectuelles mais est sain, le bipolaire risque à chaque phase, maniaque ou dépressive, de détruire son existence. (…) C'est un cerveau de gamin dans un corps d'adulte. »

Je suis handicapée. Comme une personne non voyante ou handicapée moteur, je suis empêchée de vivre normalement à cause d'un trouble clinique. Je ne suis pas apte à discipliner mon esprit, mes pensées et mes émotions, à me tenir à une décision ou à freiner mon élan quand je pars dans une direction néfaste. Quand je pense à me faire du mal, je suis obnubilée par toutes les difficultés que j'ai et que j'ai rencontrées par le passé et qui me découragent pour l'avenir ; dans un délire de pensées positives, j'appelle mes proches et je déverse tout ce qu'il y a dans ma tête sans aucune retenue, sans tenir compte des conséquences de ce que je dis. Enfin souvent, lorsque je suis en compagnie d'une personne, mon cerveau est paralysé par tout ce que je m'imagine dire mais que je ne dis pas par manque de confiance, ou bien parce que j'imagine, avant même d'ouvrir la bouche, les réponses que mon interlocuteur me fera, et j'en deviens complètement paralysée.

Il faut que j'approfondisse le livre de Michel Rochet, mais déjà j'ai lu que les traitements permettaient de mener une vie normale. L'auteur donne même des noms de personnes célèbres atteintes de bipolarité, et qui, malgré la maladie, ont réussi à se bâtir une belle carrière et une belle vie. C'est encourageant. La bipolarité n'est pas une maladie incurable, on n'est pas condamnés en tant que bipolaires à des plongées incessantes au fond du puits.

10 avril 2013

Tous les jours, je vois le psychiatre. C'est contraignant, mais au moins je sais que quelqu'un suit l'évolution de ma santé mentale, ce qui me rassure. Les consultations sont courtes – cinq à dix minutes. Je vois aussi une psychologue avec qui je travaille sur les racines du mal qui ont favorisé l'émergence de mon trouble. Mes traumatismes d'enfant auraient en effet contribué au déclenchement de la bipolarité, une maladie complexe où entrent en jeu à la fois l'hérédité et des événements traumatiques, qui, ensemble, forment un terrain propice à son développement. Quand je suis née, le mal était donc là, latent, en moi, mais c'est à cause d'une succession de blessures qu'il s'est activé. C'est la difficulté de cette maladie, elle a des symptômes qu'il faut combattre, soigner par les médicaments, mais pour la stabiliser, il faut aussi intervenir sur les causes psychiques, souvent beaucoup plus dures à isoler qu'un mal physique. Avec la psychologue, je travaille donc sur les facteurs déclenchants. Elle pratique la thérapie EMDR[3]. Elle me fait faire des mouvements oculaires en même temps que je me reconnecte à mes deux traumatismes d'attouchements. Je ne sais pas si mes cauchemars cesseront vraiment un jour, si la boule au ventre sera plus supportable, mais déjà je ressens un apaisement. Ces séances me font du bien. En parallèle, je m'adonne à des activités qui m'occupent et remontent mon estime de moi-même. Je fais du sport et de la vannerie. Quand je suis concentrée dans la réalisation d'un panier pour Amira, je suis toute à ma tâche, c'est agréable car l'espace d'un instant, j'oublie complètement mon mal-être. J'ai aussi expérimenté le yoga et la relaxation ; là, c'est un peu pareil, je reste concentrée sur mon état de repos et j'arrive à

---

[3] EMDR : en anglais, *Eye Movement Desensibilisation and Reprocessing* (désensibilisation et retraitement de l'information par les mouvements oculaires)

occulter le reste.

Voilà plus d'un mois que je suis hospitalisée. J'accepte peu à peu l'environnement particulier de la clinique… Parce que je vais mieux, sans doute. Après une période de renfermement, j'ai ressenti un peu d'élan, et le désir d'aller mieux, de revivre en m'ouvrant aux autres. J'accepte que l'hospitalisation soit une bonne chose pour moi, j'admets que m'éloigner de ma fille, de mon mari, de mes responsabilités était nécessaire. J'étais noyée dans un sentiment de culpabilité, parce que je ne réussissais plus à éprouver des sentiments pour ma famille, parce que je la délaissais, parce que je n'aidais pas ma fille et mon mari, parce que je ne travaillais plus… L'hospitalisation a mis un arrêt brutal à cet état invivable pour moi, et m'a peu à peu amenée à me recentrer sur la maladie, et à améliorer mon état faute de pouvoir me guérir totalement. Maintenant je vais parler aux soignants, j'évacue le mal que j'ai vécu enfant et la culpabilité que j'ai pu éprouver. Les échanges sont parfois pénibles mais ils m'aident. J'aime bien parler aux infirmiers, ils manifestent beaucoup de bienveillance et d'écoute, je ne ressens aucun sentiment de supériorité de leur part, ce dont je leur sais gré. J'ai plus de mal à approcher les autres patients. Beaucoup sont renfermés dans leur douleur, comme moi quand je suis arrivée, ils forment comme une bulle autour d'eux et imposent une distance de sécurité émotionnelle. J'ai trouvé quelques partenaires de scrabble tout de même. Mais je m'ouvre peu à eux.

Je vais enfin avoir une permission de sortie. J'ai cette image, que j'irai chercher Amira à vélo à l'école… Peut-être même que je vais aller chez le coiffeur et m'occuper un peu de moi, histoire de me faire sentir que je suis une femme et pas seulement une malade. Depuis un certain temps, j'éprouve un grand plaisir à téléphoner à ma famille, j'ai cette envie de m'ouvrir sur l'extérieur qui est revenue. C'est une victoire de ressentir ça.

25 mai 2013

Je suis sortie de la clinique depuis dix jours, je vais mieux. Je continue à aller à l'hôpital de jour du lundi au vendredi, de 10 à 16 heures, pour consulter et faire des activités. Et les soirs et les week-ends, je suis avec Mo et Amira, que je retourne chercher à l'école.

6 juin 2013

Je poursuis l'EMDR, et je fais toujours de la gymnastique douce et de la vannerie. Ces activités me font du bien, mais force est de constater qu'elles me font du bien sur le coup et en surface seulement, elles ne me réparent pas dans le fond. Tout ça m'occupe et me divertit. Quand les séances s'arrêtent, je retourne à mon état antérieur, il n'y a pas d'amélioration progressive. Et malgré les deux mois et demi de traitement contre la maladie, je ne trouve toujours pas le fil qui me relie à la vie. Je suis à côté de moi, je n'arrive pas à investir mon existence, je ne fais pas corps avec elle, je suis étrangère à moi-même.

20 juin 2013

Ce matin, Amira m'a réveillée à 8 heures, mais je n'ai pas réussi à me lever. Elle a insisté, elle est revenue en pleurnichant trente minutes plus tard, elle avait faim. Je me suis traînée comme j'ai pu dans la cuisine pour lui servir un fromage blanc avec du sirop d'érable. Ça ne lui a pas suffi. « Maman, j'ai faim ! » Elle a réclamé des pancakes, comme ceux que lui a faits sa tante la dernière fois. Je n'ai pas eu la force de lui en préparer, je suis retournée dans mon lit après l'avoir mise devant des dessins animés.

Un peu de temps a passé. Combien de temps ? Je ne sais pas, mais Amira a été lassée de la télévision, alors je lui ai donné la tablette pour qu'elle puisse jouer à des jeux. Je crois, j'espère plutôt, qu'elle n'est pas allée sur internet car je n'ai pas installé le contrôle parental.

Elle m'a réclamée, encore et encore… Elle s'ennuyait… Que faire pour elle ? Je me sens si étrangère à tout et à tout le monde. En voyant ma fille revenir dans la chambre, je n'avais qu'une envie, qu'elle reparte pour que je puisse pleurer tout mon soûl, je n'ai pas voulu pleurer devant elle, mais je n'ai pas non plus réussi à prendre soin de ma fille.

Je vois revenir avec effroi et dégoût mes troubles alimentaires.

J'ai fini par me lever à 11 heures 15, avec l'envie de préparer le repas. J'étais malgré tout soulagée de me voir m'extirper du lit et pouvoir m'occuper de ma fille. J'ai fait participer Amira à la préparation du déjeuner, car je sais qu'en ce moment elle me sent lointaine et je voulais partager une activité avec ma fille. Je l'aime tellement… Mais que lui apporter de bon lorsque je suis déjà si nocive pour moi-même ?

Nous avons fait cuire du blé et deux escalopes. J'avais prévu pour moi deux fois trop de féculents au cas où je n'arriverais pas à m'arrêter de manger… Heureusement, j'ai réussi à me retenir, je me suis sentie rassasiée avant l'écœurement et je n'ai pas fondu sur le dessert d'Amira, ce qui m'était déjà arrivé…

Nous sommes allées nous promener. Amira a été adorable. Elle ne m'a pas réclamé de goûter, mais je n'ai pas pu m'empêcher de lui en proposer un. Nous sommes entrées à l'épicerie où je lui ai pris des Mikado, une sucette, un Candy'Up au chocolat – tout ce qu'elle aime. Je ne me suis pas oubliée : je comptais me contenter d'un sandwich assez sain au thon, finalement je suis ressortie du magasin avec du fromage, un paquet de gaufres, un sachet de pains au chocolat, un autre de pain en tranches et une glace. J'avais déjà ingurgité deux gaufres et les pains au chocolat quand j'ai servi le goûter d'Amira… J'ai bu du lait pour pouvoir vomir cet emplâtre, puis je me suis remise à m'empiffrer. Après avoir ingurgité huit pains au chocolat et huit gaufres il a fallu que j'avale la moitié du Bresse Bleu coincé en sandwich dans trois tranches de pain.

Je n'avais plus de place pour la glace - tant pis, je l'ai rangée au congélateur.

J'ai installé Amira devant les dessins animés, et je me suis ruée aux toilettes me griffer la gorge pour vomir tout ce que je pouvais. Impossible ! Mon corps n'arrivait plus à vomir ! Alors je suis retournée à la cuisine pour engloutir la glace afin de liquéfier la plâtrée qui m'occupait le ventre. À peine la dernière bouchée avalée, j'étais déjà les doigts dans la bouche.

J'ai vomi à flots, je me suis vidée, quel soulagement ! Après m'être lavée la figure et les dents, je suis retournée m'occuper de ma fille.

5 juillet 2013

Je ne savais pas qu'il y avait un tel fossé entre l'hôpital psychiatrique et la clinique. Il paraît que mon état impose la méthode forte. Mais quelle horreur ici, mais quelle angoisse ! Tout me renvoie à ma maladie, j'oserais dire à la FOLIE. On a le droit de rien, on nous contraint à des choses, on nous en interdit d'autres, et entre deux, rien, pas de libre-arbitre, pas de choix. Des psychiatres, des médicaments, le réfectoire, le lit et c'est tout. Je ne suis même pas seule dans ma chambre, et rien que voir l'état de ma voisine de lit m'angoisse.

C'est très rude ici. Comme à la clinique, j'ai eu droit à un long entretien avec un psychiatre à mon arrivée la semaine dernière, après une tentative avec des médicaments puissants. J'ai raconté pour la énième fois mes troubles et mon parcours. Ensuite une infirmière m'a présenté les lieux et l'équipe des soignants, qui m'ont dit que je pouvais les appeler si j'avais besoin de parler. J'ai tout de suite remarqué les barreaux aux fenêtres et j'ai croisé d'autres patients, l'air apathique... en attente de... je ne sais quoi. Tous paraissent terriblement atteints. J'ignore depuis quand ils sont là mais ils ont l'air si mal, je me demande dans quel état ils sont arrivés ici. L'infirmière m'a expliqué le fonctionnement (très carcéral) de l'établissement. Obligation de présence au repas, et obligation de rester à table jusqu'à ce qu'on nous autorise à retourner dans nos chambres. Distribution de médicaments à heure fixe. Aucune permission de sortie pendant les quinze premiers jours. Comme en clinique. L'infirmière m'a dit que j'étais autorisée à recevoir la visite de mon mari, mais Mo ne peut venir que le week-end à cause de ses obligations professionnelles. Il est venu hier, d'ailleurs, mais quand reverrai-je Amira ? Aucune idée. Mo ne veut pas l'emmener car l'HP n'est pas un endroit pour les enfants. Mon seul espoir de voir ma fille dépend du bon vouloir du psy, seul juge habilité à décider si je mérite ou non de sortir parmi les Vivants. Tout cet encadrement excessif me renvoie à la figure qu'on ne peut pas me faire confiance.

Dans la clinique en mars-avril, j'ai eu droit à une chambre individuelle, dans ma cellule actuelle je ne peux pas m'isoler pour me reposer. Ma voisine est témoin de chacun de mes passages aux toilettes, je dois faire attention à ne pas faire de bruit quand je me réveille la nuit, je ne peux même pas pleurer et vivre secrètement ma déprime, je n'ai aucun moment à moi. J'ai même dû voir Mo dans une salle collective. C'est affreux.

En fait, nous avons le droit de sortir dans le parc de l'hôpital, comme à la clinique, mais ce parc est entouré de bâtiments plus effrayants les uns que les autres, qui renferment différentes unités psychiatriques, alors je ne sors que très peu. J'ai demandé s'il y avait des activités pour me changer les esprits, non. Rien. Ils ne jurent que par la chimie ici. Je vois le psychiatre tous les jours, il m'a prescrit un nouveau thymorégulateur, un neuroleptique, et des anxiolytiques à prendre trois fois par jour. Je me sens shootée, mais peut-être est-ce ce qu'il faut. À voir.

20 juillet 2013

Depuis hier, je suis en pyjama d'hôpital. Ils m'ont privée de tous mes effets personnels. J'avais osé demander la permission de sortir. Ce mot, « permission » ! Qu'ils emploient aussi en clinique d'ailleurs ! Chaque fois que je l'entends, je suis sidérée. Comme si j'étais une criminelle en prison ! Ils devraient revoir leur vocabulaire, car ces mots brutaux aggravent le sentiment de culpabilité des malades. En tout cas, c'est ainsi que je vis personnellement leur laïus quand ils m'« accueillent ». Hier, je suis allée les trouver pour leur dire que je voulais sortir. J'avais préparé mon sac pour m'en aller, et vidé ma chambre. Cela les a alertés. Ils ne me jugeaient pas encore prête. Eh bien, pour m'empêcher de quitter l'hôpital, ils m'ont privée de tout effet personnel, je passe mes journées en pyjama d'hôpital ! Je rejoins le groupe des patients « trop malades pour sortir de l'unité ». Tout le monde me voit comme une malade, je croise les autres patients dans les couloirs et au réfectoire, moi en pyjama, et eux habillés ! Ils doivent se dire que je suis plus atteinte qu'eux. Et puis ils m'ont privée de mon téléphone ! Je n'ai plus droit qu'à trois appels par semaine sur le téléphone collectif, des appels de courte durée, pour que les autres patients puissent aussi téléphoner. Et en plus l'appel doit avoir lieu en présence d'un infirmier. Je ne comprends pas ce qu'ils cherchent en m'infantilisant ainsi !

1ᵉʳ août 2013

Enfin libre !

2 septembre 2013

J'ai passé un mois d'août en demi-teinte. Bien sûr, j'ai apprécié ma liberté retrouvée, mais j'étais tellement shootée aux médicaments que je n'ai pas pu en profiter. Je suis partie au Maroc chercher Amira, que j'avais laissée à ma belle-famille car j'étais dans l'incapacité de m'en occuper. Je me suis sentie complètement amorphe, j'ai fait mon possible pour sauver les apparences, mais je n'entendais pas mes beaux-parents, je ne les voyais pas, je n'ai rien partagé, seule mon enveloppe charnelle était avec eux, tout le reste était ailleurs, noyé dans la maladie. Je les voyais de loin, évoluer sur le rivage de la vie, quand moi je me tenais de l'autre côté du fleuve, sur une rive d'où toute vie avait été aspirée.

Depuis que je suis rentrée en France, mes sombres pensées persistent, risquant de me renvoyer à l'hôpital. Je ne peux pas continuer comme ça, je le sais. Alors jour après jour, je m'accroche. Je lutte car ma fille est là et compte sur moi, car mon mari m'aime comme tant de gens autour de moi, mon frère, mes sœurs, ma mère… Je sais que je ne suis pas en mesure de reprendre le travail en cette rentrée de septembre. Je panique à l'idée de faire cours et en même temps j'ai peur de ne plus jamais pouvoir travailler. Je dois me résigner à me recentrer sur moi et sur ce mal qui me touche, je dois me poser pour réfléchir. Je dois comprendre ma maladie, arrêter de me faire croire que je suis « seulement » en dépression. Je dois intégrer que je suis bipolaire avec tout ce que ce mot terrifiant implique.

Il est impossible que plus jamais je ne puisse travailler, moi qui aime tant les maths, moi qui aime apprendre et enseigner, moi qui suis bosseuse et active, il faut que je travaille sur ma maladie pour, à terme, reprendre en mains les rênes de ma vie. Je ne veux pas rester inactive !

8 septembre 2013

Je suis perdue. Je veux hurler, je veux pleurer, mais je ne suis pas triste, ni désespérée, ni déprimée. Je suis juste à bout de nerfs. Tout m'exaspère. Je n'ai aucune patience. Je me sens attaquée par tout le monde. Je voudrais que les gens m'aident à vivre plus facilement, m'aident à simplifier les choses. Je voudrais que mon mari cesse de me critiquer, de faire des remarques sur tant de choses que je fais, ou ne fais pas selon sa volonté, selon son goût. Je voudrais qu'il se montre plus souple et indulgent à mon égard, car ce que je fais me semble déjà beaucoup étant donné mon état. Si je ne fais pas plus, c'est que je n'en ai pas la capacité, ni la force. Si je fais certaines choses, c'est pour atténuer la sensation de dureté de mon quotidien, pour distraire mon esprit par une activité qui me procure instantanément un mieux-être quand je ne suis qu'angoisse le lendemain.

Je voudrais aussi accélérer le temps. Je voudrais mettre plein de choses en place, et en voir le bénéfice à l'instant.

Je voudrais ne pas être handicapée, pourtant, je sais que je le suis. Je souffre d'un trouble bipolaire, je traînerai cette maladie à vie. Il faut que j'accepte la situation. C'est la première étape pour aller mieux. J'accepte mon trouble. Mais quel trouble ! Je m'échappe encore à moi-même. Comment savoir si je suis en phase hypomane ou si je ressens simplement un entrain plus prononcé que d'habitude, mais naturel ? Pour l'instant, je subis la maladie, l'alternance des phases, sans rien maîtriser. Je voudrais que cesse cette succession ininterrompue de périodes hypomanes et dépressives. Elles durent entre deux et quatre semaines, c'est harassant. Les phases « normales », qui m'autorisent à souffler un peu, sont malheureusement les plus rares.

La bipolarité n'est pas incurable. Si je prends bien mon traitement, si j'accepte un suivi psychiatrique et un suivi psychologique réguliers, je pourrai vivre bien. Je pourrai reprendre le travail, oui, même si, pour le moment, mon médecin m'a mise en congé longue durée, avec maintien de mon salaire pendant une durée de trois ans, ce qui se fait dans les cas de grave maladie handicapante.

25 septembre 2013

Depuis quelques semaines déjà, la rentrée a repris pour Amira. J'essaye de me lever le matin pour emmener ma fille puis je fais l'effort de ressortir à 16 heures pour aller la chercher. C'est un gros effort pour moi, cette action me demande une force incommensurable.

Voulant éviter de me replier complètement sur moi-même, je me suis portée volontaire pour emmener les enfants de la classe d'Amira à la piscine. Au cours de ces sorties, je discute un peu – jamais longtemps – avec d'autres mamans. L'une d'elles est très sympa, je pense que nous pourrions devenir amies. Amira est en CP cette année, j'ai réussi à lui faire sauter une classe, je suis ravie, elle risque moins de s'ennuyer sur les bancs de l'école.

Depuis la rentrée je suis suivie dans un centre médico-psychologique. J'ai eu une consultation avec une psychiatre, que je reverrai une fois par mois pour faire un bilan de mon traitement. Elle m'a prescript un thymorégulateur, des neuroleptiques et des anxiolytiques, que je peux prendre comme des Smarties… Certes, il y a des risques de dépendance mais dans un cas aussi lourd que le mien, la balance bénéfice-risque penche du côté des bénéfices : la priorité est que je ne tente plus de me suicider. Par ailleurs, au CMP, trois matinées par semaine je fais des activités avec d'autres patients, encadrées par trois infirmières. Nous parlons un peu, nous jouons au scrabble (sans compter les points !), nous avons été initiés à l'art-thérapie – je déteste dessiner mais je m'applique quand même ! – et nous faisons de la vannerie, comme en clinique ; cette activité ne me déplaît pas. Tout cela n'est pas bien stimulant intellectuellement, mais au moins, je sors de chez moi et garde le contact avec le monde extérieur. Je vois aussi une psychologue, tous les quinze jours. Ces séances me sont bénéfiques, elles me rassurent ; je me lâche verbalement, je me sens libre d'exprimer tout ce que j'ai sur le cœur.

12 octobre 2013

Mon court séjour en Espagne auprès de ma sœur m'a fait du bien. Il fallait que je parte de chez moi car j'étais apathique à cause des médicaments, mes sens et mes sentiments étaient complètement anesthésiés, pour ne pas dire éteints, j'essayais d'aimer mon mari et ma fille mais peine perdue, j'étais incapable d'éprouver quoi que ce soit pour eux, et j'en ressentais, comme toujours, beaucoup de culpabilité. En fait, j'ai tout fait pour sortir de l'hôpital psychiatrique le 31 juillet, mais je n'étais pas guérie du tout ; alors je prends des doses de cheval de médicaments qui me coupent des autres. Enfin... Je suis apathique, mais au moins je n'ai plus le cerveau traversé par des idées de mort. Mon neuroleptique, le Tercian, endort les pensées noires. Le prix à payer pour m'empêcher de me suicider est sacrément lourd : je suis amorphe, je ne ressens plus rien pour personne, et j'ai la vue si floue que je ne peux même plus lire... ! Je passe mes journées léthargique devant la télé, mais au moins je ne songe pas à quitter la vie !

Mon pauvre mari est triste de constater qu'après les trois hospitalisations on en soit toujours là. Heureusement, il a trouvé un moyen d'échapper à la morosité ambiante, il s'est investi dans un projet très intéressant, et qu'il espère lucratif. Après une reconversion pour entrer dans l'immobilier, il a acheté un premier appartement qu'il retape en vue de le louer.

10 décembre 2013

Chiara est revenue. Elle est enceinte. Elle a persévéré malgré ses difficultés à avoir un premier enfant, et à retomber enceinte. Je ne sais pas si j'aurais un jour le courage, ou même la possibilité, d'avoir un deuxième enfant. Je ne sais pas ce qui m'attend pour la suite avec la maladie, le travail, mais aujourd'hui, le fait de nous retrouver ensemble, de sortir avec les enfants ; de partager des moments sympas me fait oublier mes maux et incertitudes.

Merci Chiara d'être venue. Quand tu es là tu me délestes de toutes mes tâches, les repas, le ménage, tout ce que tu peux faire à ma place, grâce à toi je peux profiter de jouer avec les enfants et ressentir que je suis capable. Tu es comme une deuxième maman pour moi, ou une grande sœur de dix-neuf ans mon aînée mais si proche, une meilleure amie toujours là malgré la distance. Chaque fois que je te vois, je ressens une bouffée d'oxygène. Nos vies se ressemblent, tant de choses nous lient… Une enfance difficile, un père brutal, et un traumatisme, le suicide de ta maman pour ta part. Et, chose plus positive, nous avons eu notre premier enfant en même temps ! Merci d'être là…

30 janvier 2014

La psychiatre m'a conseillé de participer à des séances de psychoéducation, en groupe. Les séances, sous forme de leçons et d'exercices, visent à informer les patients sur la maladie bipolaire afin de leur permettre de mieux la gérer. Dans les troubles bipolaires, une part du remède consiste à savoir gérer sa maladie. Je suis partante pour en apprendre autant qu'il faudra sur ma bipolarité et les stratégies à mettre en œuvre pour la maîtriser. La prochaine formation démarre le mois prochain, je vais m'inscrire.

Je ne m'épanche pas avec la psychiatre. Je ne la vois habituellement que pour faire un bilan sur les médicaments qu'elle m'a prescrits. « Comment les supportez-vous ? » « Vous vous sentez toujours un peu angoissée ? »… Ses commentaires sont très axés chimie. Les quatre mois précédents, elle m'a laissée sous un thymorégulateur qui ne me faisait pas de bien du tout. Il n'a pas atténué mes montées et descentes intérieures.

Aujourd'hui, elle l'a changé pour du Xéroquel, en dose maximale, mon trouble bipolaire étant sévère. J'ai fait des recherches car les explications de la psychiatre sont restées vagues. Elle m'a juste dit : « Il va vous aider à vous calmer, il vous empêchera de monter trop haut, ainsi vous ne risquerez plus de chuter dans la dépression. » J'ai lu que le Xéroquel est un neuroleptique antipsychotique que l'on utilise comme régulateur de l'humeur pour son action ciblée sur les neurones, plus spécifiquement sur les transmetteurs, qui permettent aux neurones de communiquer entre eux ; il atténue les tensions intérieures, le surrégime mental, et il a un effet anti-dépresseur. Pourquoi la psychiatre m'a-t-elle prescrit ce médicament et pas un autre ? Sur les traitements, je suis vraiment en attente de réponses.

10 février 2014

Les séances de psychoéducation ont démarré. Voilà le planning :
- Présentation et finalité du groupe d'éducation thérapeutique 10/02
- Le modèle Vulnérabilité – Stress 17/02
- Episode maniaque – hypomaniaque 24/02
- Episode dépressif   03/03
- Signes précurseurs et « conduites à tenir » – « plan d'urgence individuel » 10/03
- Troubles cognitifs et remédiation cognitive 17/03
- Les traitements des troubles bipolaires et des troubles associés 24/03
- Le sommeil comme clé de voûte 31/03
- Comment mieux gérer le stress ? Présentation crise de calme de Cungi (sur 3 séances) 07/04, 14/04, 28/04
- Les addictions et les conduites à risque 05/05
- Les répercussions sur les relations familiales – intervention d'un psychologue 12/05
- Les signes précurseurs (reprise séances 4 et 5) 12/05
- Le processus de rétablissement et bilan groupal 19/05

Cette formation m'a l'air prometteuse, je pense obtenir pas mal de réponses à mes questions, sur les traitements notamment, et les signes précis annonçant chaque phase. Connaître ces signes me permettra de distinguer un état pathologique d'un état normal. Pressée aussi d'en savoir plus sur les moyens d'agir face à un début de crise pour ne pas tomber dans une des deux phases, c'est vital pour moi.

24 février 2014

Comme chaque fois que j'assiste à une formation, je suis volontaire, et avide d'en apprendre plus, et de pouvoir mettre en pratique mes acquis.

Après une première séance introductive puis une deuxième sur la vulnérabilité des patients bipolaires, nous avons suivi un cours intéressant sur les phases maniaque et hypomane. Ces deux phases se rejoignent, bien qu'en phase hypomane, les symptômes soient atténués. Je n'aime pas ces termes, je préfère ceux d'« exaltation » ou d' « hyperactivité » qu'emploie parfois notre formateur.

Pendant ces périodes, la personne manifeste une énergie débordante, que ni sa volonté ni sa raison ne peut parvenir à canaliser, et qu'elle doit consommer pour être rassérénée. Je me suis reconnue dans les manifestations de cette énergie qu'il a décrites.

Mes phases hypomanes durent entre une et trois semaines maximum. Je suis beaucoup plus active que d'habitude alors, j'achète des jeux de société pour ma fille, j'enchaîne avec elle les parties, on regarde des films, je l'emmène au parc tous les jours alors qu'en temps normal je me fais violence pour la sortir. Me voyant m'activer, mon entourage s'imagine que je vais mieux et que je retrouve un peu d'allant et d'optimisme, mais en réalité, le tableau est moins glorieux. Je ne contrôle rien dans ces périodes. Je me retrouve soudain submergée de pensées que je ne canalise pas, ce sont comme des flèches qui assaillent mon cerveau qui, sans bouclier pour me protéger, les laisse toutes passer. Je suis débordante d'idées et de projets, j'ai des envies plein la tête. Et en même temps que je forme des projets fous, des envies me prennent auxquelles je ne peux me soustraire, elles sont comme un besoin naturel que je dois absolument satisfaire sous peine de sombrer dans la panique. Il me faut satisfaire mes plaisirs immédiats et mes envies de sensations fortes. Je deviens tout à coup comme une droguée qui a besoin de sa dose. Difficile de m'interdire de franchir les limites du raisonnable, mes envies envahissent mon cerveau, qui n'est disponible pour rien d'autre sauf trouver le moyen de les satisfaire. Ces envies sont insatiables, irrépressibles et déraisonnables. Il me prend l'envie incommensurable d'acheter, je la sens m'envahir à chaque fois que je rentre dans un magasin, toutes mes pensées sont orientées vers le besoin d'acheter, c'est l'air que je respire. Quand je prends la route, là c'est le besoin de prendre des risques qui m'envahit, il faut que j'appuie sur l'accélérateur, il faut que je goûte cette sensation forte de me mettre en danger, et mon plaisir augmente à mesure que j'appuie sur le champignon. Ces deux activités, conduire et acheter, sont celles où je me mets le plus en danger. Mais l'énergie m'envahit pour tout, tout le temps, je la sens déborder chaque fois que j'entreprends une activité ; quand je m'attelle à une tâche, je me mets à tout ranger, à tout réorganiser pour améliorer les choses. Et quand je parle, c'est pareil. Je parle tout le temps, très vite, plus fort que d'habitude, alors qu'en temps normal je suis peu loquace ; en période dépressive, je ne dis même plus un mot. En phase exaltée, mon portable devient mon meilleur ami. Entre deux achats compulsifs, je balaye mon répertoire et passe appel sur appel, je contacte une dizaine de personnes par jour, et sur ces dix-là, il y en a toujours deux ou trois qui font plus que les autres les frais de ma logorrhée : mes victimes préférées sont ma maman et mes sœurs, que je peux appeler trois fois par jour. Au bout du compte, je passe entre six et huit heures par jour au téléphone. Mon mari m'a fait remarquer un soir que j'exagérais. Je n'ai pas voulu le reconnaître, alors il a pris mon téléphone et m'a montré l'historique de mes appels de la journée. Effrayant ! Ce qui ne m'a pas empêchée de remettre ça le lendemain et les jours suivants.

En vérité, en phase hypomane, je ne supporte pas de rester seule ou sans activité. J'éprouve dans la solitude et l'inaction un sentiment d'abandon, qui me renvoie à ce que j'ai vécu enfant, quand ma mère nous abandonnait pour travailler ou quand elle m'a laissée toute seule à l'hôpital, après un accident, pour s'occuper de ses autres enfants.

L'hypomanie se manifeste différemment selon les personnes. Pendant la séance, des participants ont dit être très attirés par les substances addictives. Beaucoup boivent ou fument plus que de raison. Heureusement, je ne bois pas, ma « drogue » c'est A-CHE-TER ! J'entends une voix qui me dit : « Il faut que tu achètes ! » et je cours les magasins.

Je satisfais ce besoin mais sans mettre la famille en danger financièrement. Je ne contracte pas de crédit par exemple, j'arrive à me limiter à 200 € par semaine environ, avec quelques pointes, si l'on veut, à 500 – trois fois en deux ans. Je n'achète pas seulement en magasin, je dépense aussi au restaurant, trois à cinq fois par semaine je me paye un bon resto, ce qui me permet par ailleurs de satisfaire mon besoin de vie sociale, je m'offre aussi un café, ou un gâteau dans une boulangerie. Après avoir fait, avec mon mari, les courses pour la semaine, il m'arrive de retourner dès le lendemain au supermarché ou d'aller à l'épicerie pour acheter des produits alimentaires dont nous n'avons pas besoin mais qui me font tellement envie. Desserts, plats de traiteurs, tortillas, tartes salées, sucettes, bonbons Pez, goûters individuels de marque pour ma fille… Tout ce qui me paraît gourmand est bon à mettre dans mon panier. Pendant ces périodes, ma fille est gâtée. Je lui offre tout plein de jouets, de livres, de vêtements… Je m'offre quelques plaisirs personnels, ce que je ne fais pas d'ordinaire, je m'achète pour 100 ou 200 € de fringues, chaussures, sacs, soins esthétiques, livres, que sais-je encore… Et quand plus rien ne peut justifier de dépenses pour ma fille ou pour moi, alors je trouve d'autres prétextes à dépenser. Il y a l'anniversaire d'untel qui approche et, songeons aux cadeaux de Noël, nous sommes en août, mais le temps passe si vite ! Et dans mon entourage, ouf ! je trouve toujours une personne à qui faire plaisir.

Enfin, ce besoin insatiable de plaisir immédiat et ce surcroît de pensées positives se manifestent par le désir et la mise en place de tant de projets et voyages, que je ne peux pas tous les réaliser. Dans chaque période hypomane, je me lance dans au moins une activité nouvelle. Je programme aussi au moins une escapade dans les jours à venir (une fois j'ai pris mes clics et mes clacs sitôt que l'idée m'en est venue), et peu importe si j'ai déjà des choses de prévues, je m'arrangerai... En parallèle, j'organise au moins un weekend à distance (à Paris, Genève ou bien dans une ville où j'ai de la famille proche), parfois je réserve un séjour de cinq à huit jours, jamais plus car je n'arrive pas à me fixer longtemps quelque part. Je prévois de même quatre ou cinq rendez-vous échelonnés dans les deux semaines à venir, avec parfois trois rendez-vous dans la même journée, et il m'arrive de prendre des rendez-vous quatre ou six mois à l'avance.

Si je suis empêchée de satisfaire mon besoin de parler, d'acheter ou de mettre sur pied un projet plus ou moins invraisemblable, je suis prise d'une crise d'angoisse abominable. J'ai des vertiges, des chutes de tension, le ventre noué, j'ai l'impression de tomber au fond d'un trou et je suffoque. Mon monde s'effondre et je m'écroule avec. Mes nuits peuvent devenir infernales. Je souffre d'insomnies et je suis prise de délires psychotiques, schizophréniques ou paranoïdes, qui m'angoissent au plus haut point car ils me font vivre des expériences insensées. Quand enfin ils prennent fin, je me retrouve sans savoir qui je suis, ni où je me trouve. Comme un automate, je me répète des petites choses simples qui me ramènent à la réalité.

La période hypomane est épuisante.

Je vis tout à l'extrême et je me dépense en continu, je marche sans arrêt, et si je ne peux plus marcher, alors je me mets à piétiner, car il faut que je libère mon énergie.

En prime, je me sens surpuissante. J'ai les sens surdéveloppés, mon ouïe, notamment, devient prodigieuse. J'entends tout ce qui se passe dans la maison et dans le jardin. J'ai plus de force physique que d'habitude, et mon intelligence atteint des sommets. Je résous les problèmes que j'avais laissés en suspens car ils me semblaient insolubles, ou alors je parviens à effectuer très rapidement et très efficacement un travail qui m'est donné.

On nous a dit aujourd'hui que les personnes bipolaires peuvent parvenir à maîtriser leur trop-plein d'énergie. Nous verrons cela plus avant lors d'une prochaine séance.

La fin de la phase maniaque est une sensation vraiment étrange, dérangeante. On passe d'une période où l'on se sentait surpuissant, où l'on faisait plein de choses avec beaucoup d'efficacité, ou l'on était galvanisé par l'envie, à un retour à la normale. Toutes ces envies et ces capacités s'amenuisent. C'est très déroutant, voire effrayant, et cette conscience de notre changement d'état peut conduire à une phase dépressive. Il faut donc surveiller notre énergie en phase hypomane et aussi ce moment de bascule où l'énergie décroît, pour trouver des parades et se rassurer, afin de ne pas chuter. Il faut se faire violence pour continuer à en faire un petit peu pour ne pas tomber en phase dépressive.

12 mars 2014

Lors de notre cinquième séance, avant-hier, nous avons étudié les signes précurseurs, qui doivent nous mettre en alerte et nous faire prendre conscience que nous entrons, ou que nous sommes entrés, dans telle ou telle phase. C'était très instructif.

Pour ma part, un début de période haute se signale en particulier par une très grande forme – c'est le signe le plus saillant – par une grande sensibilité et sensorialité (mon sens auditif est particulier aiguisé), par la mise en route d'une foule d'activités ; à une échelle légèrement moindre, je ressens aussi un sentiment de joie et d'euphorie, l'envie de lancer plein de projets, et des difficultés à dormir.

Un début de période basse se signale surtout par mon humeur triste et une absence de projets, une grande indifférence à tout ce et tous ceux qui m'entourent, et la fatigue, associée à une hypersomnie, commence à s'installer. Mon tonus baisse, je ralentis le rythme de mes activités, et je ressens le besoin de manger davantage.

Il faudra que je sois vigilante à l'apparition de ces signes, de manière à mettre immédiatement en place des stratégies pour éviter une crise.

14 mars 2014

Je veux reprendre les rênes de mon quotidien, je veux agir et non plus « être agie ». Je me suis inscrite sur un site spécialisé pour donner des cours particuliers de mathématiques à des élèves de différents niveaux, à partir du collège, et en même temps, je me suis portée volontaire pour préparer des petits-déjeuners pour les démunis, auprès de l'association les Petits frères des pauvres. J'ai dit aux responsables que j'étais malade et en incapacité de travailler, je leur ai présenté mon cursus et mes diplômes et leur ai parlé de ma grand-mère, qui avait travaillé auprès d'eux avant de monter sa propre association. C'est elle qui m'avait initiée aux actions caritatives. Son association avait pris contact avec différents commerces, boulangeries et grandes surfaces, pour récupérer les pains et viennoiseries invendus. Ils les faisaient sécher dans un hangar rempli de vieux sommiers, et une fois bien secs, ils les conditionnaient dans de gros sacs en tissu pour les revendre aux éleveurs de porcs et autres animaux. L'utilisation de denrées perdues permettait de réduire le gaspillage, et l'argent récolté servait à financer des interventions lorsque des pays pauvres étaient touchés par des catastrophes naturelles. Par intermittence, l'association proposait aussi des cours d'alphabétisation. Depuis l'âge de 8 ans, à chacune de mes visites, ma grand-mère me faisait participer aux activités de l'association ; dans le hangar, je remplissais les sacs de pains. Chaque fois que je la revois, elle me rappelle tout le bien qu'on peut faire aux autres, même si on est fatiguée, fragile, comme elle.

Oui, participer à ces actions caritatives me semble parfaitement adapté à ma situation : même si on n'est plus en mesure de travailler, on peut tout de même être utile à la société et se montrer que l'on n'est pas incapable. C'est bon pour l'estime de soi. Et cette idée de donner des cours pour aider les autres… Si je pouvais…

Suis-je encore capable d'enseigner ?

24 mars 2014

Une séance la semaine dernière sur les troubles cognitifs liés à la bipolarité, je n'en ai pas retiré grand-chose, peut-être que les documents qu'ils nous ont donnés sur le sujet pourront davantage m'intéresser.

Aujourd'hui, il a été question des traitements. On nous

a expliqué le schéma des traitements, leurs effets neurologiques, mais aussi le fonctionnement défaillant du cerveau d'une personne atteinte d'un trouble bipolaire.

Comme à chaque séance, je suis studieuse, je prends plein de notes et pose des questions. Comme à l'école, je suis avide d'apprendre des choses qui m'aideront à progresser, et j'aime cela. Quand j'apprends, je suis dans mon élément. Je suis en train de constituer un dossier sur la maladie. Je le garderai précieusement le reste de ma vie.

Voici ce que j'ai pu retenir grâce à mes notes :

Le traitement de fond associe généralement un thymorégulateur, un neuroleptique et un anxiolytique.

S'agissant du médicament clé, le thymorégulateur, il existe pléthore de molécules auxquelles chaque malade est plus ou moins réceptif. En fait, depuis les années 1990, on a remplacé le thymorégulateur traditionnel, le Lithium – que je n'ai pas encore testé – par des neuroleptiques dits « atypiques » qui agissent directement sur les neurotransmetteurs, comme le médicament que ma psychiatre m'a donné, le Xéroquel.

En cas de crise, d'accélérations ingérables de ma pensée, le neuroleptique « typique » que je prends pour désamorcer l'emballement est le Tercian, super efficace mais à ne pas garder sur le long terme.

Par ailleurs, au quotidien, pour gérer la multitude de situations qui génèrent en moi du stress puis des angoisses, je prends l'anxiolytique Xanax.

Il faut parfois patienter six mois pour identifier si un thymorégulateur est efficace pour le malade. Sous Xéroquel, j'ai toujours des phases hautes et basses, mais il va falloir que j'attende encore un peu pour voir s'il y a du mieux à terme. Il faut non seulement trouver le bon thymorégulateur, et après il faut trouver la bonne dose…

Concernant la biologie du trouble bipolaire, on nous a expliqué que le cerveau présente des anomalies des médiateurs chimiques. En effet, une diminution du taux de noradrénaline (proche de l'adrénaline) et de sérotonine (une des fameuses « hormones du bonheur ») est observée dans la dépression, alors que dans la manie, les taux de noradrénaline sont élevés. Les sujets déprimés et les sujets maniaques présentent une augmentation de taux de l'acétylcholine. Le taux de dopamine, qui sert à transmettre les messages liés au plaisir et à la récompense, est diminué chez les déprimés et augmenté dans la manie. Ainsi, le cerveau d'un sujet bipolaire fonctionne complètement différemment du cerveau d'une personne non bipolaire, et ses déséquilibres expliquent pourquoi les malades peuvent réagir de manière totalement inadaptée aux diverses situations de la vie. Il apparaît que les neuroleptiques et thymorégulateurs font varier ces taux de neurotransmetteurs pour les rééquilibrer.

5 avril 2014

Deux fois par semaine désormais, je prépare le petit-déjeuner pour des sans-abris auprès des Petits frères des pauvres. Je suis très contente d'apporter quelque chose à des personnes dans le besoin. Je ne suis pas très communicative, ni avec les autres bénévoles, ni avec les sans-abris, mais peu importe, chacun sa nature après tout.

J'ai aussi commencé à donner des cours de maths. J'ai

vu ma première élève, elle est en collège. Cette reprise de contact avec l'enseignement a été tellement gratifiante pour moi. Je me sens utile. Enfin, depuis le temps ! À la fin du cours, j'ai ressenti, au son de la voix de mon élève, qu'elle avait bien compris le cours, et que le mécanisme de raisonnement lui était accessible. J'adore voir la possibilité de rendre les mathématiques accessibles à tous. Enfin, j'ai été contactée par un élève en classes préparatoires et par un lycéen. Je les rencontre la semaine prochaine tous les deux. Il y a beaucoup de demandes, c'est très stimulant ! Pour le lycéen et l'étudiant, je dois en plus préparer le cours. J'ai demandé les chapitres à travailler, et refait des exercices pour m'entraîner, pour avoir une idée des questions éventuelles, et des points de méthodes, des astuces à retenir. Je me fais des fiches. Cela me rappelle tant mes études, et mes préparations de cours après le CAPES. J'en oublie la maladie…

12 mai 2014

Aujourd'hui, en psychoéducation, intervention d'une psychologue pour parler des répercussions de la maladie sur la vie et les relations familiales. Les conjoints étaient invités à la séance mais Mo n'a pas pu être présent à cause de ses obligations professionnelles. Il faudrait que je lui explique de manière plus pédagogique mon trouble et mes difficultés.
Une thérapie de couple serait bien utile pour m'aider à lui expliquer. Il pourrait de son côté partager son ressenti, et je me sentirais moins coupable de tout le mal que je lui fais, de tout ce que je lui fais subir.

En fin de séance, j'ai demandé à la psychologue de prendre un rendez-vous, pour Mo et moi. Le délai pour un premier entretien est de quatre mois, c'est vraiment long. Mais après, un créneau nous est attribué une fois par mois, pour mener la thérapie à bien.

15 mai 2014

Mes cours de maths me font du bien. J'ai proposé un tarif très faible car ma priorité est de partager mes connaissances auprès d'élèves en difficulté, de leur faire profiter de mes compétences en tant qu'enseignante, que je ne peux plus apporter en classe. Je me déplace chez eux, en voiture, pour leur donner, à chacun, des cours adaptés à leurs besoins. C'est agréable car mes élèves ne me voient pas du tout comme une malade ! Quand il s'agit de parler de maths j'oublie tout, j'arrive à communiquer, c'est mon biais vers le monde, un relais entre le monde et moi. Les séances de psychoéducation prennent fin lundi prochain. Elles m'ont apporté beaucoup, mais en même temps j'ai encore tant de choses à apprendre. Ils nous ont demandé de leur faire des retours sur nos mises en application de leurs conseils.

19 mai 2014

Voilà, les séances sont finies. Je me sens plus riche et plus éclairée depuis que j'ai acquis ces nouvelles connaissances sur la maladie. J'en avais déjà appris pas mal avec le livre de Rochet, mais ces cours proposaient une approche véritablement pratique, avec des outils de gestion de la maladie. Bien que je subisse toujours la maladie, j'ai l'impression de mieux en maîtriser les symptômes, de pouvoir les atténuer en les comprenant.

Une chose me mine. Lors de la dernière séance, nos formateurs nous ont demandé si on avait des questions. Alors j'ai voulu savoir s'il était confirmé que la maladie se transmettait par les gènes, une de mes craintes vu mon parcours familial. Ils m'ont dit que le risque de transmission de vulnérabilité à la maladie était de 10 % mais que les personnes porteuses de cette vulnérabilité ne développaient pas toutes la maladie. Il faut qu'il y ait des évènements traumatiques, un foyer favorable à son émergence. Je me suis sentie modérément rassurée. Il y a 10 % de risque que ma fille soit vulnérable, donc 90 % de chance que tout aille bien, mais même dans le pire des cas, elle peut aller bien toute sa vie, il suffit qu'elle ne soit pas confrontée à des évènements trop difficiles qui la feraient chuter.

En connaissance de cause, choisirai-je d'avoir un deuxième enfant ?

Je ne sais pas.

C'est ce qu'on appelle un calcul bénéfice-risque : le bien qu'un deuxième enfant apporterait à Amira, à mon mari et à moi-même, vaut-il la peine de prendre le risque ?

De toute façon, cette question est prématurée. Je ne suis pas prête pour cette nouvelle étape. Pour le moment, je dois me concentrer sur moi.

18 août 2014

La phase hypomaniaque a commencé. J'en reconnais tous les symptômes, je commence à moins dormir, ça bouillonne dans mon cerveau, j'ai des pulsions et des idées plein la tête. Je continue à vivre cette alternance de phases épuisante malgré le lourd traitement que je prends depuis plusieurs mois. C'est d'autant plus difficile qu'en ce moment, la mère de Mo est chez nous, donc je dois toujours me contenir. Et ce soir, le pire du pire, nous allons chez sa tante à Paris, la sœur de sa mère, pour y passer le week-end. Il va falloir que je fasse plus semblant encore qu'aujourd'hui, un vrai calvaire en perspective ! Je ne m'étais pas préparée à cette rencontre avec ma belle-famille en pleine phase ascendante. Je vais devoir éviter de faire des vagues. Ne pas me faire remarquer. Quelle stratégie adopter dans ce cas ? Je ne sais plus. Je vais écrire précisément ma journée de demain, je verrai quoi en faire ensuite. En attendant, il faut que je sorte, je vais proposer d'aller faire des courses, j'ai entendu Mo dire que nous n'avions presque plus de thé.

19 août 2014

7 heures
Ma journée commence après plusieurs réveils nocturnes.
J'ai fait un cauchemar épouvantable. J'ai rêvé que mon mari m'insultait : « Tu es grosse, tu es moche, tu parles trop ! Ferme-la ! Tu es trop conne ! Laisse Amira, tu la fais chier, tu nous fais chier ! C'est trop ! » Mon rêve était d'une violence

inouïe. Il a évolué de la sorte : je me suis dit : « Puisqu'ils ne me supportent pas lorsque je suis bien, alors j'arrête d'être bien. Je ne me lève plus, je ne leur parle plus, je ne mange plus, je ne sors plus, je ne vis plus ! » Tous mes cauchemars évoluent ainsi, vers une note déprimante. Plus que déprimante d'ailleurs, assommante, désarmante et dangereuse pour mon humeur au réveil.

Mon mari me demande si j'ai bien dormi. Quelle ironie ! Je lui raconte mon cauchemar, mais il ne semble pas s'en inquiéter. J'aimerais qu'il me rassure mais ce n'est pas le moment, car nous ne sommes pas tranquillement chez nous mais chez ses oncle et tante avec sa mère. Je me rassure toute seule, intérieurement. Une petite voix dans ma tête vient à ma rescousse, je la connais, je dois être vigilante. Cette voix est une amie qui peut tourner perfide et malfaisante dans les mauvais jours. Heureusement, ce matin, la petite voix ne semble pas mal intentionnée, elle parvient à me rassurer :

« Rassure-toi Lily, ce n'était qu'un rêve. Mo ne dit pas tout ça, il ne pense pas toutes ces choses. C'est vrai, il a prononcé certaines paroles hier, il s'est fâché, mais si tu es objective, tu verras que ses mots n'étaient pas si violents, il ne t'a pas mise à terre. Maintenant, regarde, tu te lèves, et tu parles à tes hôtes, à la famille de Mo. Tu ne restes pas prostrée comme dans ton rêve. Certes, tu n'as pas envie de manger, et tu restes obnubilée par ce mauvais rêve... Bon... Allez Lily, ma belle, accorde-toi un moment seule si tu en ressens le besoin. Pour ne pas faire de bêtise, ou dire de bêtise, ou risquer de t'énerver sous la pression - ce qui arrive si tu te contrains à rester bouche cousue alors que tu crèves d'envie de t'exprimer - tu vas sortir ! Tu vas voir du monde, ta famille à toi, tes amies à toi, avec qui tu n'as pas à faire semblant. Comme ça, tu pourras discuter librement, loin de Mo et de sa mère, ainsi tu n'auras plus l'impression de tout faire mal, et d'être mal jugée. »

Réflexion sur l'attention que m'a portée mon mari et sa sollicitude à mon réveil.

Mon mari a du mérite. Mon inconstance est tellement difficile à gérer. Il ne peut pas se lever serein le matin, il ne sait jamais ce qui va lui tomber dessus. Il souffre, c'est à cause de moi, même si je ne suis pas responsable. Je voudrais alléger ce poids qu'il porte et son inquiétude. Je suis celle qui porte le plus gros du poids, qui subit la maladie, mais lui doit subir un quotidien auprès d'une personne malade. Je me sens désemparée face aux défis qu'il nous faut surmonter.

8 heures 30

Comment m'organiser ? Je ne peux pas rester là, je n'arrive pas à me contenir, dans ma tête je pense trop et trop fort ! Je décide d'aller voir mon oncle. Ce n'est pas sa faute si son frère, mon géniteur, a fait ce qu'il a fait. Mon oncle est adorable, je ne vais pas le rejeter pour ça. Je veux emmener Amira voir ses deux garçons, mais elle est absorbée par la télévision, et difficile à convaincre. Mo s'interpose : « Tu ne vas pas la faire chier, laisse-la tranquille si elle ne veut pas venir, on s'en fout. Tu l'embêtes toujours, tu la fais chanter pour obtenir ce que tu veux ! »

Je laisse tomber. Même si je suis déçue. Nous nous trouvons à dix minutes de la maison de mon oncle, qui habite aussi à Paris, et Mo n'a même pas la décence de se déplacer et de tenter avec moi de convaincre Amira, les enfants seront déçus. Passons.

Je ne peux plus rester. Mo ne réalise pas la peine qu'il me fait en me parlant ainsi, en me dénigrant. Oui je suis malade, il me le rappelle à chaque instant. « Prends tes médicaments ! » « Non, tu ne peux pas avoir d'argent ! » « Non tu ne peux pas rester seule ! » « Calme-toi, tu me fatigues ! » Il me rappelle que je suis malade sans prendre réellement en compte ma maladie. Je suis en période hypomane – exaltée, je préfère - et dans ces périodes je ressens tout dix fois plus fort ! Je pleure trop facilement. Je ris alors que je ne ris jamais le reste du temps. Je pars au quart de tour. J'ai envie de partager toutes mes expériences et émotions, j'ai envie de parler… Il ne fait pas gaffe. Alors je ne tiens plus, je ne peux plus rester avec lui et sa mère, à me contenir en permanence, je vais exploser !

J'organise mon retour chez nous, à Lyon, dès cet après-midi je rentre ! Au moins, je pourrai faire cours ce soir, gagner un peu d'argent, je pourrai faire cours demain aussi, tant que je ne suis pas malade, je veux rater le moins de cours possible, et ce soir je serai chez moi tranquille.

Je contacte une covoitureuse, et j'attends la confirmation de Mo pour réserver.

J'envoie plusieurs mails, je programme les séances cinéma pour la fin des vacances. Je me sens capable de tout.

10 heures 30

Chez mon oncle. Je discute, de tout, sans tabou, j'en dis trop, tant pis, je me suis trop retenue. Qu'est-ce que je ne dois pas dire ? Je ne veux plus réfléchir. Je parle de sujets durs. J'entends ce que je ne devrais pas entendre. Mais ça me soulage. Je parle de mes angoisses, de ma fille, de mon mari, de mes souffrances, des ambivalences avec ma mère. Je lui parle de son frère, mon géniteur, et pourquoi ils ne le détestent pas lui et ses frères et sœurs, pour ce qu'il nous a fait ? J'aimerais tant voir sa sœur aussi, Chiara me comprend, elle ! Mo ne me comprend pas, personne ne me comprend. Mais Chiara n'est pas là.

Je rentre.

J'appelle Sophie pour parler encore. En ce moment j'appelle tout le monde, tout le temps, car j'ai tant besoin de parler.

13 heures 30
Le repas. Je n'ai pas faim. Je mange par politesse, je parle par politesse. Attention à ce que tu dis, à ce que tu fais, attention !

15 heures 30
La fuite.
Le covoiturage a été annulé in extremis, Mo a voulu me persuader de rester, mais moi je veux tellement partir, je ne peux pas rester là, je vais exploser ! Ok, je reste à Paris, mais pas avec toi, ou alors sortons, je ne tiens plus à ne rien faire. Sortons les enfants dans un parc. « Non, trop tard, trop cher, calme toi Lily, reste tranquille ! Je ne peux pas ! »

Je sors voir une amie, encore une occasion à saisir, Nelly habite au sud de Paris. Je dois aller la voir tant que je suis à Paris. Mais juste au cas où, je prends mes médocs, mon pyjama, mes cours, juste au cas où. La visite à Nelly me tranquillise, mais juste tant que je suis chez elle, avec elle. Je lui dis que je ne me sens pas bien, elle me distrait en parlant de son quotidien, de ses enfants, de ses vacances. Elle me fait une tisane. Ça va mieux Lily, rentre maintenant.

16 heures 30
Une fois partie, je reçois un message de Mo, m'intimant de rentrer. ÇA NON !
Je décide de faire un saut chez ma marraine Chiara pour parler, elle n'habite pas loin. Mais elle n'est pas là.
Qui pourrais-je voir ? Il y a bien Mel, mon amie d'enfance, où habite-t-elle déjà ? Ah oui, à l'autre bout de la ville. C'est vrai que je ne l'ai pas vu depuis huit ans, et qu'on ne se parle qu'une ou deux fois par an... Mais c'est mon amie, donc il n'y a pas à hésiter.
Personne chez elle non plus, elle ne décroche pas quand je l'appelle pour savoir à quelle heure elle rentrera.
Où aller ? Hors de question de rentrer, je ne supporte plus mon mari et son incompréhension, sa mère et son regard accusateur, j'en ai assez de faire semblant pour sa famille, je ne peux plus ! Je passe devant un cinéma. Une toile, *La Famille Bélier*, voilà une bonne idée ! Puis j'irai voir si Chiara est rentrée, ensuite j'irai retrouver Mo et Amira. J'y suis obligée. En attendant, je demande la paix...
Mo m'appelle, il s'inquiète. Quoi faire ? Mentir ? Pourquoi ? Je ne fais rien de mal... Je vole, comme un oiseau. Sans fumée sans alcool, je vole. Sans danger, j'ai juste besoin de m'évader.
La Famille Bélier me fait rire, chanter, m'identifier, pleurer, aimer. Je sors de la séance détendue. Mélodie m'a laissé un message. Je peux passer la voir. Elle habite à 20 minutes. Il

faut que je parle encore, à une amie. Parler de ce qu'a dit Maman, c'est dur ce qu'elle a raconté sur Mo, même pour rire, ça ne se fait pas. Je la déteste, mais je n'ai qu'elle. Je suis obligée de tout lui pardonner, elle ne s'excuse jamais. Je l'appelle pour en parler, elle m'ignore, occupée à jouer à un loto pourri…

Mon mari me rappelle et cette fois-ci, il crie, il se fâche, il dit s'inquiéter. Il ne se rend pas compte. Je ne peux pas rentrer ! Plus il se fâche, plus je le crains, moins je veux rentrer. Et puis, j'ai honte de moi. Que va penser sa famille ? Que je ne suis pas soumise à mon mari ? Il n'est pas temps de rentrer, j'ai encore besoin de m'évader. Sa colère efface l'effet apaisant du ciné. Tant pis, je mens et pars voir Mel. Quand il ne veut pas entendre ma vérité, je lui mens.

19 heures 15

Je parle à Mel de sa vie, de sa femme, de son travail. Du mari formidable que j'ai, malgré nos problèmes. Je parle de tout sauf de ma maladie, de mon travail, de mes études, de mes cours particuliers, elle ne sait pas tout, ça fait du bien. Je lui parle de ce que j'ai sur le cœur à cause de Maman. Qui mieux qu'elle peut me comprendre ? Elle qui a tant lutté pour faire accepter sa différence, pour faire accepter son amour ? Parler de ses difficultés me fait du bien et me déculpabilise : je ne suis pas sortie pour rien. Maintenant je peux rentrer.

Non. Je ne veux pas. Que faire ? J'ai menti, je mens encore quand il m'appelle, il va se fâcher. Retourner chez Chiara ? Ce serait si apaisant. Je change trois fois mon GPS de destination, je suis perdue, je ne sais pas où aller.

Attention Lily. Tu commences à te mettre en danger. Tu ne

veux pas mourir sur la route, ce soir, hein ?

Et pourquoi pas ? Tu es bien en ce moment, mais si fatigante... En fait, même quand tu vas bien tu es toujours malade. C'est usant... Si tu fermais les yeux, là, dans la voiture, et baissais les bras ? De toute façon, il t'en veut, tout le monde t'en veut. Surtout sa mère ! Quelle honte ! Tu mens, tu désobéis à ton mari. Tu mens tout le temps, à tout le monde, c'est le seul moyen que tu as trouvé pour cacher ta réalité, tes dépressions, tes pensées noires, tes désirs de fuir.

Personne ne te voit telle que tu es, un monstre, je te déteste ! Si tu meurs, le monde s'en portera mieux.

Non Lily. Je sais que tu vas mieux, quand tu tombes, c'est différent... Quand tu es « trop bien », tu es plus raisonnable, quand même. Tu aimes la vie, Lily, ton mari, ta fille, tes sœurs, ton frère, et ta mère, ta belle-famille malgré tout, ta marraine, tes oncles et tantes, tes cousins et grand-mère, tes amies. Cela fait beaucoup, tu ne peux pas partir, les laisser. Tu les regretterais, ils te regretteraient. Je t'aime Lily, arrête de penser ces conneries. Dieu t'aime aussi. Ce n'est pas toi, le monstre, tu sais qui c'est. N'y pense plus. Conduis sagement, et rentre. Chiara comprendra si finalement tu ne vas pas chez elle. Il vaut mieux que tu rentres voir ton mari. Mo a promis, il s'est calmé, il ne va pas t'engueuler.

21 heures

Je rentre, je mange, je mens pour cacher ma connerie, ne pas faire honte à mon mari, et je parle comme si de rien n'était.

Je parle à Mo, longtemps, comme jamais je ne lui avais parlé. Je l'aime, lui montre, et m'endors vers 2 heures 30.

Je dors peu car j'ai peur. Et si demain, je ne me réveillais pas ? Si je retombais en dépression ? J'essaie de ne pas y penser, mais j'angoisse quand même. Mal de tête, je me lève et j'écris ma journée passée... Ce marasme de pensées boue en moi, j'ai honte, j'ai mal, je veux comprendre. Et j'aimerais qu'on me comprenne.

Je me suis relue. J'ai encore fait tout ça ? Il y a même des coups de fil que j'ai passés que j'ai oublié d'indiquer... C'est insupportable. Je me suis agitée dans le vide, si encore mes actions avaient été constructives ! Si je pouvais aller voir mes amies nor-ma-le-ment et pas dans cette urgence désordonnée et insensée !

30 août 2014

Depuis des mois et des mois je subis l'alternance de phases, malgré mon thymorégulateur. Les phases sont un peu atténuées par rapport à l'année 2013, mais je vois bien que mon traitement n'est pas adapté. J'ai traversé plusieurs périodes hypomanes, suivies de périodes à peu près normales ou d'épisodes dépressifs où je ne me pensais plus capable de rien, où j'étais à deux doigts d'abandonner mes différentes activités. En plus, ce thymo me donne faim, étant donné mes troubles alimentaires, je ne veux pas continuer ce médicament. Il faut que je change de psychiatre.

12 septembre 2014

J'ai consulté un psychiatre spécialisé dans les troubles bipolaires, qui m'a confirmé que mon traitement était inadapté étant donné que mon état ne s'était pas amélioré depuis neuf mois. Après avoir étudié mon dossier médical et les différents traitements que j'avais pris depuis le début de ma maladie, il m'a prescrit du lithium. Le médoc « traditionnel », administré depuis près d'un siècle aux malades comme moi. Il a pris le temps de m'expliquer le fonctionnement de cette molécule. Le lithium est considéré comme un thymorégulateur car il présente ces trois propriétés : il soigne les épisodes aigus, maniaques ou dépressifs ; il prévient les rechutes ; il n'aggrave pas la dépression ou la manie existantes et n'aboutit pas à une accélération des cycles.

Le lithium présente l'avantage de constituer un traitement global, qui n'a pas besoin d'être complété par un neuroleptique ou un anxiolytique sauf en cas de crise aiguë déclenchée par un événement majeur, ce qui est toujours un risque. En revanche, il exige un suivi régulier de la dose dans le sang et une surveillance des reins et de la thyroïde.

Je suis optimiste, je vais commencer ce traitement.

25 septembre 2014

Nous avons fait notre première séance chez la psy avec Mo, qui nous a beaucoup apporté. Je sens que cette thérapie de couple va nous permettre d'avancer.

Au cours de cette séance, j'ai réussi à décrire à Mo les émotions et sensations qui s'étaient imposées à moi lors de ma crise hypomane l'été dernier ; de la sorte, il a pu mieux saisir mes mécanismes intérieurs, ce qui lui permettra de m'aider à me calmer la prochaine fois. Habituellement, je n'arrive pas à lui décrire, à lui expliquer ce qui se passe en moi dans ces moments-là. Je n'ose pas. Je me sens trop honteuse et coupable. Cet espace de dialogue est une bénédiction pour lui faire comprendre. De son côté, il a évoqué le mal-être et la souffrance qu'il ressentait à cause de cette situation, et j'ai essayé de l'apaiser. Il a demandé à la psychologue si nous pourrions retrouver une vie normale une fois le bon traitement trouvé. Elle a préféré rester prudente et lui a expliqué que les choses iraient en s'améliorant, mais que le mieux à faire était d'apprendre à vivre avec ce trouble.

28 octobre 2014

J'ai rencontré le médecin-conseil du rectorat et la psychologue aux ressources humaines. Nous avons fait le point sur mon état de santé, qui est en train de se stabiliser, et sur ma situation professionnelle. Il est encore trop tôt pour que je retourne à l'enseignement, alors la psychologue m'a proposé de faire une demande de poste adapté. Ce type de poste est proposé dans les services administratifs des établissements scolaires en surnombre. La personne apporte une aide au service et prend peu à peu connaissance des diverses fonctions d'un personnel administratif. Comme je suis à l'aise avec les chiffres, le poste de secrétaire d'intendance serait bien adapté. Je suis en train de préparer mon dossier.

20 novembre 2014

Aujourd'hui, pour notre séance chez la psy, j'ai apporté mon échelle de symptômes donnée en psychoéducation. Je n'avais pas encore montré ce document à mon mari, je l'avais gardé pour moi. Je lui ai indiqué sur l'échelle où je me situais actuellement, en lui décrivant chacun de mes symptômes :

Hypersomnie 7
Hyperphagie 6
Aucune activité 7
Fatigue ?
Indifférence 8
Humeur triste 8

Je lui ai expliqué que je ressentais ces symptômes depuis cinq jours environ, que si la situation se prolongeait, j'entrerais dans une phase dépressive au cours de laquelle ces mêmes symptômes s'installeraient profondément, et dans la durée, et il deviendrait très difficile d'en sortir. Mon nouveau traitement va mettre deux à trois mois avant de commencer à agir, donc je ne peux pas compter vraiment dessus encore, il me faut de l'aide pour éviter la dépression, et du soutien pour m'empêcher de culpabiliser, car ce sentiment accélère toujours ma chute.

Mo a expliqué qu'il a du mal à ne pas m'en vouloir quand je le laisse s'occuper de tout à la maison après une journée de travail, quand il me voit dormir à longueur de temps, et refuser de partager des moments en famille au salon.

La psychologue a insisté sur le fait que je ne suis responsable en rien de ces états, que je ne peux pas les empêcher, et qu'il faut vraiment considérer mon comportement comme le symptôme d'une maladie, de même que la toux et le nez qui coule sont les symptômes d'une grippe.

Encore une fois, la séance nous a beaucoup profité. Ce soir en rentrant à la maison, j'avais l'impression que Mo m'en voulait moins et me comprenait mieux. Il a essayé de me faire participer à vider le lave-vaisselle pendant qu'il préparait le repas, et m'a encouragée à partager un moment de jeux éducatifs avec Amira, en me disant : « C'est tout ce que je te propose, je ne te demande rien de plus, et si tu es vraiment fatiguée, je comprends que tu ailles t'allonger. »

Comme je l'aime !

15 décembre 2014

Je suis arrivée à la dose adaptée de mon traitement au lithium. Ce matin, j'ai apporté les résultats de ma prise de sang au médecin pour qu'il vérifie mon taux de lithium. Il paraissait satisfait. Comme à chaque séance, toutes les trois semaines, nous avons fait le point sur mon état. Il m'a posé quelques questions sur mes symptômes et a analysé ma façon de parler et mes gestes quand je m'exprimais. Il a constaté que mes mouvements d'humeur s'atténuaient.

J'ai réussi à éviter la dernière crise dépressive. Lorsque je lui ai fait part de mes pensées, je me suis sentie moins angoissée que par le passé, plus calme, et aussi plus cohérente. Je sens que je me maîtrise davantage.

20 février 2015

Je continue à accompagner Amira à la piscine avec sa classe. Je parle de plus en plus avec Sacha, nous avons même prévu de nous retrouver au parc mercredi prochain, et d'emmener les enfants manger un bout. Ça me fait drôle de renouer des liens sociaux, ça ne m'était pas arrivé depuis des années. J'ai toujours cette petite voix en moi qui me dit que, comme les autres, Sacha va me regarder comme une handicapée, une personne limitée dans ses relations, inadaptée à la vie sociale, parlant trop ou trop peu. Une personne renfermée, sortant peu.

Malgré tout, je me raccroche à notre point commun, les enfants, pour me lier à elle. Je lui raconte mes expériences de maman. Espérons que cette fois je ne serai pas déçue. J'ai déjà tenté plus d'une fois de devenir amie avec des mamans, mais le naturel revient toujours au galop, je finis par me renfermer dans ma coquille, et inévitablement, les mamans s'éloignent de moi.

Finalement, ça a l'air d'accrocher. Je viens de l'inviter avec ses enfants pour l'anniversaire d'Amira, elle a accepté.

15 mars 2015

Ma psychiatre précédente ne me convenait pas vraiment. Lorsque je me sentais vraiment très, voire trop bien, et que je la consultais, elle me demandait comment j'allais ; naturellement, je répondais « bien », et elle se contentait de ma réponse. « Merci au revoir ». On n'échangeait absolument pas. Alors que mon spécialiste, le Dr C. cherche à en savoir plus : « Vous allez bien, d'accord, mais vous pouvez préciser ? Comment se passe le travail ? Et à la maison ? Votre alimentation ? Vous dormez bien ? Quel type de pensées avez-vous en ce moment ? » Le questionnaire est long comme le bras… Et tandis que je réponds, il se montre attentif à mon débit verbal et au ton de ma voix. À travers mon discours et divers indices corporels, il sait si je vais réellement bien ou s'il y a matière à s'inquiéter.

25 mars 2015

Maman m'a rendu visite il y a huit jours. Comme à son habitude elle n'est restée que vingt-quatre heures. À peine le temps pour moi d'apprécier sa présence. Sa visite m'a fait du bien malgré tout, plus de bien même que les fois précédentes, quand elle venait me voir pour s'occuper d'Amira parce que j'étais au fond du trou. Au moins là, j'étais en mesure de profiter d'elle. Comme d'habitude, elle a emmené Amira dans un magasin pour lui offrir des jeux, et cette fois-ci, pendant que ma fille était à l'école, nous sommes sorties toutes les deux faire une balade à vélo.

Aujourd'hui c'est ma sœur Delph qui vient me voir. Elle a fini sa formation de pilote sur un nouvel avion, et elle a quinze jours de repos avant de commencer à voler. Elle a profité de l'occasion pour passer cinq jours avec moi. Je l'ai installée dans la chambre de ma fille, qui dormira sur un matelas dans notre chambre. Nous avons prévu des promenades à vélo, du shopping, des parties de scrabble à la maison, et un resto entre sœurs.

Je suis tellement heureuse de voir que mes proches ne se sentent plus mal à l'idée de venir chez moi, et de me sentir moi-même capable d'assumer leur présence. Je ressens des émotions quand je les vois désormais, il n'y a plus ce mur d'indifférence qui me séparait d'eux et je ne me renferme plus. Certes, au moment où ils arrivent, j'éprouve toujours une montée d'angoisse et ce déferlement de pensées qui me poussaient jadis à me retrancher, mais au moins, à présent, j'arrive à me contrôler.

1er avril 2015

Six mois ! Voilà près de six mois que je prends du lithium comme régulateur de l'humeur, que j'ai arrêté de prendre du Xanax systématiquement à la première difficulté, et que je n'ai pas non plus eu recours au neuroleptique (n'ayant pas été confrontée à une situation d'urgence).

Le bilan est positif. Même si j'ai ressenti les vagues de symptômes annonçant un virage de l'humeur vers le haut ou vers le bas, j'ai réussi, avec un travail sur moi suivant les conseils de la psychoéducation, à éviter toute rechute, et à redresser la barre. Pour canaliser mon énergie, lorsque je sens qu'elle monte, je décide de me rendre à mes cours particuliers à vélo. Ces trajets me permettent de me vider la tête. Et si un élève annule un cours, plutôt que me laisser envahir par le doute et une foule de pensées négatives, je prends le temps de restructurer les cours précédents avec cet élève en vue de notre rencontre suivante. Lorsque je me dispute avec mon mari, après coup, je me pose un moment pour rapporter par écrit chacune de ses critiques, et je tente de rationnaliser pour voir si les symptômes qu'il a énumérés ne décrivent pas un état pathologique. J'essaye ainsi chaque fois de trouver le moyen de me détourner de pensées ou de symptômes préoccupants.

Enfin, à chaque séance avec le psychiatre, je rapporte ce journal pour qu'il puisse constater mes avancées, et que nous puissions discuter des difficultés que j'ai rencontrées.

Je sens que le traitement qu'il m'a donné apaise vraiment mon état, plus que les autres traitements que j'ai reçus. En plus il n'est pas anesthésiant du tout, il ne me laisse pas assommée, ou limitée dans mes capacités. Avec cette béquille, je me sens apte à reprendre le travail. J'aurai la réponse à ma demande de poste adapté dans quelques mois. Et puis je me sens plus disponible pour Amira. Je l'aide dans ses lectures et ses additions, et je l'emmène au parc sans m'emballer trop à vouloir faire mille choses avec elle, même si je m'en sens capable, comme c'était le cas avant. Je reste tranquille et la laisse jouer comme elle l'entend, car je sais qu'il n'y a pas de raison que je tombe en dépression demain.

Je suis capable d'apaiser le flot de mes pensées et je ne me laisse plus submerger.

15 avril 2015

Nous avons fêté l'anniversaire d'Amira aujourd'hui. Je suis contente car j'ai eu la motivation de préparer une fête sympa et de lancer les invitations, alors que je n'en aurais pas eu le courage il y a encore quelques mois. J'ai invité quatre copines et trois copains, dont les deux fils de Sacha, au parc Royal kids. J'ai discuté avec les mamans par téléphone et à la sortie de l'école pour faire plus ample connaissance, et j'ai eu six réponses positives. Amira était ravie de se sentir si appréciée ! Elle a passé une excellente après-midi que j'ai immortalisée par plusieurs photos et vidéos.

Cet événement a été pour moi l'occasion d'approfondir mon amitié avec Sacha. Les autres parents sont repartis après avoir déposé leurs enfants, mais Sacha est restée toute la durée de l'anniversaire. Nous avons bien papoté. J'ai essayé de ne pas m'attarder sur les pensées parasites qui commençaient à cavaler dans ma tête. Va-t-elle m'aimer ? Que dois-je dire ? Vais-je en dire trop comme d'habitude ? Vais-je réussir à m'intéresser à ses propos ?... J'ai longtemps eu cette tendance à interroger chacune des phrases que j'avais prononcées ou que j'envisageais de prononcer. Un problème de gestion du stress que j'ai résolu aujourd'hui en trouvant un dérivatif : je me suis concentrée sur tous les signes extérieurs indiquant que Sacha appréciait ma compagnie, et n'était pas gênée.

J'ai pu apprécier sa légèreté, ses éclats de rire à mes plaisanteries sur les enfants, nos échanges sur les hobbies que nous avons en commun et nos valeurs concernant l'éducation. Je l'écoutais parler et, tout en essayant de rester concentrée sur ce qu'elle me disait, je calculais le ratio de la répartition du temps de parole. Je voulais que Sacha continue d'occuper 70 % du temps de parole et moi 30 %. À moins de 30 %, elle aurait pu penser que je n'avais rien à lui dire et à partager. Au-delà, j'aurais commencé à avoir peur d'en dire trop.

Sacha a été la dernière maman à quitter la fête, non sans avoir au préalable fixé la date de notre prochaine rencontre. Nous nous retrouvons dans quinze jours, à l'anniversaire d'un de ses garçons, auquel Amira est invitée bien sûr. Nous avons aussi convenu de nous revoir en mai pour les animations qui vont être organisées dans le parc en bas de chez elle. C'est vraiment génial, je suis contente, j'ai enfin une nouvelle amie, qui en plus habite tout près de chez moi et a des enfants du même âge que ma fille.

30 avril 2015

Nous venons de passer une semaine chez la sœur de Mo qui vit au Canada. Les premiers jours ont été difficiles, c'est pour cette raison que je n'ai pas écrit. Le changement induit par le vol et le décalage horaire déclenche chez moi, comme à chaque voyage, un état complexe à gérer. En termes médicaux, on pourrait parler de « phase mixte ». Heureusement, grâce au traitement, à la prise ponctuelle d'un neuroleptique – le Loxapac, qui marche assez bien pour moi – et au travail sur moi-même que je m'impose, j'arrive à calmer cet état et à éviter qu'il se prolonge et dérive vers une phase d'excitation excessive ou de dépression.

… Je me sens terriblement fatiguée, je suis épuisée, mais impossible de me reposer. Ma tête bouillonne de tout ce que j'ai envie de faire, de tout ce que je pourrais faire dans ce nouvel endroit. Je dois me retenir d'aller m'isoler à cause de ma fatigue et de déprimer à cause de mes incapacités, et il me faut en même temps me contenir pour ne pas exploser comme un ballon de baudruche bourré à craquer d'idées de visites et d'activités. Je suis à la fois déprimée et exaltée, tirée dans des directions contraires. Les messages paradoxaux propres à cette phase mixte sont épuisants pour mon corps et mon psychisme.

J'ai envie d'acheter ! Le shopping fait partie des activités classiques quand on fait du tourisme, en plus c'est les soldes et les vêtements sont moins chers ici qu'en France et il y a plein d'articles en boutique qu'on ne trouve pas chez nous ! Tous ces facteurs réunis me poussent à acheter, j'ai tellement envie d'acheter, je voudrais tout acheter, mais je dois me retenir, car si je me laisse aller à acheter plus que de raison, j'appuierai sur un des boutons déclencheur de la phase hypomane, et alors plus de retour possible.

J'ai réussi à maîtriser la situation jusque-là.

Hier, nous nous sommes rendus aux chutes du Niagara, et aujourd'hui c'est New York City ! Les paysages nous avons vus jusqu'à présent étaient majestueux, je suis tellement heureuse de pouvoir apprécier ces découvertes, malgré ma santé, de les partager avec ma fille chérie, de voir l'émerveillement dans ses yeux, cela nourrit mon bonheur et mon goût de vivre. New York est encore plus stimulant que le Canada. Je me laisse aller à satisfaire ma soif d'organisation. Je propose à Mo et à Amira un circuit galvanisant : visite de la statue de la Liberté, balade en bateau sur l'Hudson, balade à vélo dans Central Park, Musée d'histoire naturelle, descente à pied de

Manhattan du nord au sud en passant par Times Square. Amira et Mo sont exténués. Moi je suis aux anges et pourrais continuer pendant des heures, enchaîner avec le musée de la Marine ou le musée de l'étrange, un spectacle à Brooklyn... Tout ce qu'on pourrait me proposer, je prendrais... J'essaie de ne pas penser aux magasins – un peu dangereux, le shopping à New York... - et j'arrive à rester en retrait quand Mo entre dans une ou deux boutiques pour se faire plaisir. Tout au long de cette journée, l'envie d'en faire toujours plus ne m'a pas quittée. Je me suis retenue de faire plein de choses et me suis interdit de céder à ma fièvre acheteuse... Je repense à tous les moments paisibles passés avec ma fille et mon mari, à notre douce balade le long de l'Hudson, au sentiment de plénitude que j'ai ressenti au pied de Lady Liberty... Je suis fière de moi.

30 juin 2015

Le poste adapté m'a été accordé, et comme je dois limiter mes déplacements en voiture à cause des médicaments, la psychologue aux ressources humaines recherche une place dans les établissements proches de mon domicile.

Il faut encore qu'un responsable d'établissement soit prêt à accueillir un nouveau personnel à former, de surcroît susceptible de rencontrer des soucis de santé. Tout le monde n'a pas envie d'avoir dans son équipe une personne fragile, même si cette personne est un poste en surnombre, qui vient s'ajouter au nombre de postes fixé pour l'établissement. J'espère que la responsable du lycée à côté de chez moi saura considérer ma présence comme un avantage pour elle.

31 août 2015

Aujourd'hui est un grand jour ! Je fais ma première rentrée depuis trois ans, et dans le lycée de mon choix, tout près de chez nous ! Je ne ferai pas celle-ci avec les enseignants, je ne vais pas regarder mon emploi du temps ni les classes qu'on m'aurait attribuées, je ne ferai pas non plus la réunion avec les collègues pour réfléchir à la progression annuelle. Conformément à ma demande, je suis affectée dans un département administratif, au service intendance, qui me correspond mieux que d'autres trop exposés aux élèves, aux professeurs ou aux parents.

Je travaille 21 heures par semaine, l'équivalent d'un mi-temps thérapeutique par rapport à un personnel administratif à plein-temps. Mes horaires sont répartis de 8 heures à 13 heures lundi, mardi, jeudi et vendredi. Cela me semble beaucoup mais j'aurai tout de même tous mes après-midi pour me reposer et le mercredi pour m'occuper de ma fille, ce devrait être faisable.

Ma première tâche va consister à recenser et classer les RIB des élèves en vue d'une bourse éventuelle, et à recenser chaque jour les entrées et sorties du service restauration. Deux tâches simples et à ma portée pour commencer.

1er octobre 2015

Cela fait un mois que je travaille et je ne suis pas au bord de l'effondrement comme je l'ai été quand j'étais encore enseignante. Certes, je ressens toujours quelques difficultés ; quand je suis confrontée à une nouvelle tâche, mes pensées peuvent s'emballer, mais j'arrive à me maîtriser et je m'en sors assez bien. J'ai réussi à recenser les RIB, à relancer les élèves qui n'avaient pas apporté le leur et à recenser les entrées et sorties du service restauration, chaque jour, sans faillir à ma tâche, même quand j'ai rencontré une situation inhabituelle, je suis parvenue à m'adapter. J'ai même réussi à produire et à mettre à jour des documents pour ma cheffe lorsqu'elle en a eu besoin. Il est vrai que j'excelle en bureautique, produire et améliorer des documents Word, Excel ou PowerPoint est dans mes cordes, et même, si je puis dire, dans mes gènes. Mon géniteur étant informaticien, j'ai baigné dans l'informatique dès huit ans, j'avais mon propre PC à neuf, et à dix, je savais faire toutes les manipulations de base en bureautique. Ce fut l'un des rares points positifs de mon enfance, avec le fait d'avoir eu des frères et sœurs. Par nature, je cherche toujours à apprendre et à m'améliorer (c'est mon côté prof), ainsi chaque expérience de travail nourrit mes connaissances. D'ailleurs j'ai vu que mes collègues pouvaient suivre des formations en bureautique, j'espère bientôt y avoir accès moi aussi.

10 octobre 2015

Depuis que Mo m'a emmenée visiter des maisons et des terrains à bâtir, je savais que ce jour arriverait. J'ai fini par l'accompagner chez le notaire pour signer un compromis de vente pour une maison dans laquelle je ne me projetais pas du tout ! Tout changement me fait peur et un déménagement est un véritable bouleversement. En plus, la maison ne me ressemble pas, elle a appartenu à des retraités et fait terriblement vieillotte, et je n'ai pas la moindre envie de m'occuper de l'entretien des 1500 mètres carrés de jardin et de la piscine. Ce projet ne pouvait pas se concrétiser pour moi. Même si je m'étais rendue aux rendez-vous à la banque pour obtenir un prêt, même si j'avais signé plusieurs documents stipulant que j'acceptais ce projet, quand est arrivé le jour où nous avons dû mettre en location notre appartement pour déménager dans cette maison, la réalité m'a éclaté en pleine face. J'ai reçu un coup de massue !

Mo a pris un mois de congé pour commencer les travaux, et moi j'ai eu un mois pour vider l'appartement en vue de le mettre en location. Moi qui étais si heureuse de travailler à cinq minutes à pied de chez moi, je me suis retrouvée à 24 km de mon lieu de travail, obligée de prendre la voiture quotidiennement, de rouler sur l'autoroute et le périph, un vrai calvaire qui me semblait insurmontable. Qui plus est, il fallait emménager alors que la maison était en chantier, le cauchemar. Les travaux sont colossaux. On va faire démolir quatre murs pour transformer quatre petites pièces sombres en un vaste séjour de 40 m² lumineux doté d'une véranda, où l'on va faire installer par des professionnels une immense baie vitrée et de grandes fenêtres. Mo va s'occuper lui-même du reste : changer l'agencement de la salle de bain, mettre une douche italienne et des WC suspendus, retirer le papier-peint et repeindre les murs et les plafonds en blanc, changer les applis, installer des spots, remplacer les carrelages démodés par de grands carreaux gris clair de 60 par 60, installer un dressing dans la chambre, et enfin, créer une nouvelle cuisine dans la véranda attenante au salon. Un vrai travail de titan pour un homme seul. Même si l'aménagement et les travaux de rénovation sont les bases de son travail.

Du coup, après avoir reçu les clés du notre nouvelle maison, après avoir emballé le dernier carton, je suis tombée en dépression. Et voilà où on en est aujourd'hui. Je suis arrêtée depuis cinq jours, à peine un mois et demi après avoir repris le travail. Après avoir cru surmonter toutes ces épreuves, face à une situation difficile, je rechute. Le médecin m'a mise en arrêt pour une semaine jusqu'aux vacances de Toussaint, mais je ne sais comment je vais pouvoir surmonter cette dépression en l'espace de trois semaines. Comment pourrai-je recommencer à travailler en habitant dans une maison en chantier, et en parcourant 48 kilomètres de voiture chaque jour ?

Mon psychiatre m'a dit de prendre du Xanax en systématique, deux cachets le matin et deux le soir, pour passer le cap. Et il m'a conseillé d'écrire dans un carnet chaque jour trois tâches positives que j'ai accomplies, pour me montrer que j'arrive à vivre, et pour me permettre d'accepter petit à petit mon nouvel environnement et les tâches qu'implique mon quotidien : faire les trajets en voiture, supporter les travaux à la maison, aller chercher Amira à l'école à 16 heures 30 et m'occuper de ma fille le soir, la faire réviser, jouer et manger, travailler cinq heures le matin, quatre jours par semaine.

15 octobre 2015

Aujourd'hui, voici les trois tâches que j'ai accomplies :
- 2 allers-retours à 14 heures à la déchetterie pour vider les sacs de gravats afin que Mo ait plus de temps à consacrer aux travaux
- Douche à 18 heures
- Rangement du grenier dans la maison, où nous dormons tous les trois

20 octobre 2015

Les trois tâches du jour :
- Lever à 11 heures (avant midi, c'est bien). Je me levais à 14 heures depuis dix jours.
- Peinture de la chambre d'Amira avec Mo, deuxième couche
- Lecture de deux livres à Amira avant une sieste

25 octobre 2015

Aujourd'hui voici mes six tâches positives :
- Lever 10 heures 30, un peu mieux
- Sortie avec Mo pour acheter le parquet et la peinture pour

la chambre de notre fille
- Jeu de société avec Amira : la course aux escargots
- Au jardin pendant une heure, pour surveiller Amira
- Aidé Mo à poser le parquet dans la chambre de la petite
- Montage de sa grande armoire à vêtements et à jeux

La maison est toujours en chantier. Toutes les pièces sont en travaux sauf la salle de bain, qui reste accessible, et le grenier aménagé que nous n'allons pas transformer pour le moment, et qui nous sert de chambre à coucher. Pendant quinze jours, j'ai pu rester tranquille, pas de trajet en voiture ni de travail. J'ai dormi sur un lit de camp dans le grenier avec Mo et Amira ; je me suis reposée, j'ai joué avec Amira, je l'ai surveillée ou l'ai laissée regarder ses dessins animés. Pendant ce temps, Mo a travaillé sur la maison. Il avance bien et je me sens coupable de ne pas l'aider plus. Je l'ai un peu épaulé pour la chambre d'Amira, la première pièce qu'il voulait aménager et rendre habitable. Après la peinture et le parquet, nous avons installé l'armoire de notre fille, puis son radiateur et son lit. Je suis rassurée de savoir que notre fille aura pour elle une jolie chambre toute neuve à la rentrée. Je me suis aussi chargée de commander les repas étant donné que nous n'avons pas encore de cuisine. J'ai retrouvé petit à petit la force d'aider Mo, quelques heures par jour, mais c'est bien peu d'autant que je ne suis pas très efficace.

Avant de reprendre le travail début novembre, Mo veut retaper la salle de bain, et vite car pendant les travaux de la pièce d'eau, nous n'avons plus de douche (heureusement, il y a un sanitaire d'appoint au sous-sol). Je voudrais trouver la force de l'aider sur ce chantier express.

Enfin, si je continue sur cette lancée relativement encourageante, je pourrai retourner travailler le 4 novembre. Toutefois, sachant que je serai fatiguée, je me suis imposé une sieste chaque jour après le travail dans la petite chambre d'Amira ; je dormirai sur un matelas, en attendant l'heure d'aller la chercher à l'école. C'est moi qui irai la récupérer, pour faire gagner du temps à Mo.

02 novembre 2015

Bientôt la reprise. Mon humeur est bonne. Nous avons réussi à faire le gros de la salle de bain en 72 heures, puis Mo s'est attelé au carrelage mural, qu'il a terminé avant-hier. La dépression est partie. Je me sens la force de travailler et de faire les trajets.

10 novembre 2015

Revivre. Renaître ! Ressentir de nouveau, apprécier les plaisirs simples, redécouvrir la beauté des choses, accueillir les attentions des proches… C'est merveilleux !
J'ai besoin d'exprimer ma perception positive des choses, je la pensais à jamais disparue, j'avais presque oublié ce que signifiait « ressentir ». La semaine passée, j'arrivais encore à peine à effectuer trois tâches en une journée. J'étais en pleine confusion. Par exemple, quand je voulais ranger la chambre d'Amira ou la salle de bain, j'arrivais tout juste à vider un seul et unique carton entre 14 et 18 heures. Une action toute

simple me prenait quatre heures. Je me sentais dépressive, à plat ! Amira ne m'intéressait pas plus que ça. Une fois réveillée, je me levais pour la faire déjeuner puis me recouchais jusqu'à 11 heures, en lui laissant la tablette pour qu'elle puisse regarder ses dessins animés. J'étais apathique, je me trainais, rien ne me motivait. Evidemment mon instinct de mère me disait de m'occuper de ma fille mais en fait, je n'en voyais absolument pas la nécessité. Nous venons de passer une semaine de vacances en tête à tête et durant ce temps, j'ai dû l'emmener deux fois à l'extérieur. Elle a pourtant souvent insisté pour que j'aille jouer avec elle dans le jardin, il faisait beau, j'en avais le temps, mais rien à faire. La frustration de ne pas accomplir mon « devoir » de mère était omniprésente mais mon psychisme était plus fort que ma raison et que mon cœur, je ne m'intéressais à rien. À personne. Lorsque Mo rentrait le soir, j'étais contente, sans plus, pas complètement indifférente mais pas loin. Il a dû s'occuper de notre fille tout en continuant les travaux. Il a géré beaucoup de choses, mais vu que rien ne m'atteignait, je ne lui étais même pas reconnaissante.

Puis, oh bonheur, depuis quelques jours une sorte d'enchantement me submerge. Tout à coup, j'arrive à réaliser plein de choses et je suis envahie de joie ! Je suis dans une conscience positive et c'est magnifique. C'est comme si je me réveillais après un long coma, j'ai tout oublié et j'ai l'impression de vivre chaque moment pour la première fois. Ce matin, au réveil et à mon grand étonnement, j'ai pris conscience de la beauté des choses. J'ai pris plaisir à aller au travail, à parler de moi, à conduire sans avoir peur… J'étais même contente d'aller à la boulangerie acheter mon sandwich à midi, je n'avais même pas envie de sucreries. J'ai ressenti plein de petits plaisirs tout simples et salvateurs.

En rentrant à la maison, j'ai regardé tous les travaux qu'a réalisés Mo, j'étais ébahie, quel courage ! Je lui suis reconnaissante de tenir bon, d'aller de l'avant malgré tout. C'est un homme et un époux merveilleux.

20 novembre 2015

Cela arrive parfois quand je veux sortir rapidement de la dépression, et que je me mets à en faire trop. Je prends des vitamines pour m'aider à moins dormir la journée, du Guronsan ou du Berocca. Puis je ne dors plus la journée, plus de sieste. Je deviens très efficace au lycée, j'enchaîne les tâches pendant mon temps de travail, sans faire de pause même pour manger. Je reste de plus en plus tard au travail, je prolonge jusqu'à 13 heures 30, puis jusqu'à 14 heures. Et je parle, oui je parle plus vite plus fort à mes collègues, même aux autres profs à qui je n'adresse pas un mot en temps normal. Sur le trajet du retour, je me mets à accélérer chaque jour davantage quand je prends l'autoroute. Et plutôt que de rentrer, je vais faire les magasins de décoration ou les boutiques de vêtements. Une fois de retour, je me mets à relire mes documents de travail, ou je travaille dessus. Mon téléphone redevient mon meilleur allié : grâce à lui, tout le monde sait à quoi ressemble ma nouvelle maison.

Il faut que je fasse attention.

Mo est surmené ; après une longue journée de travail, il doit encore s'atteler aux finitions sur la maison. Maintenant que notre chambre est finie, il lui reste à aménager le salon. Je ne dois pas être une charge de plus.

Alors j'essaie de maîtriser mes envies ; je ne cherche pas à les étouffer, ce serait inutile, mais je tente de les orienter vers des choses utiles. Je vais à Decathlon où j'achète un trampoline pour Amira, maintenant que nous avons un jardin. Dans une animalerie, j'achète des poules avec un poulailler et du grillage pour créer un enclos. Ensuite, je peux utiliser mon énergie pour installer le trampoline d'Amira et mon poulailler. J'ai toujours rêvé d'avoir des poules. J'achète un livre de relaxation, et en attendant d'aller chercher ma fille, je me force à le lire après le travail au lieu de perdre mon temps sur internet.

Le lithium que je prends m'aide à ne pas monter trop haut dans les tours ni à descendre trop bas, j'ai juste besoin de faire quelques efforts pour atténuer les symptômes et éviter une crise.

20 décembre 2015

La maison est finie. Elle se compose d'un étage avec deux chambres, un grand salon, et une cuisine séparée semi-ouverte. La suite viendra plus tard, l'année prochaine, quand nous aurons la motivation. Alors nous aménagerons le sous-sol, et nous transformerons le grenier en chambre d'amis.

Au bout de trois mois, je me suis faite à cette nouvelle vie, c'est moi qui ai organisé et rangé toutes nos affaires. C'est notre maison à nous et je m'y sens bien.

20 janvier 2016

Nous avons fini d'installer la chambre d'amis sous les combles, nous sommes prêts à accueillir ma belle-mère. Yasmina va rester TROIS SEMAINES ! Mais ce n'est pas trop, cela fait un an et demi qu'elle n'est pas venue. En plus, maintenant nous avons la place de l'accueillir, sans déplacer Amira et sans nous priver d'intimité. J'appréhende quand même un peu, mais en ce moment tout va bien. Je suis si fière de travailler, d'être utile à un service au quotidien. Et je m'occupe si bien d'Amira ! C'est moi qui vais la chercher tous les jours à l'école, je l'emmène à la piscine tous les mercredis, et on se fait une sortie fast-food en même temps, juste toutes les deux. Je lui montre de nouveaux jeux et de nouveaux livres, nous jouons souvent ensemble, et je range sa chambre tout en lui apprenant à la tenir toute seule.

Si jamais je doute de moi en présence de ma belle-mère, si je commence à psychoter et à me poser mille questions, je n'aurais qu'à me concentrer sur Amira et tous nos moments partagés.

15 février 2016

Tout s'est bien passé avec Yasmina, mais quand même, ça fait du bien quand c'est fini ! Pris par le travail, Mo n'avait pas beaucoup le temps de sortir avec sa mère, donc en plus de mon travail, d'Amira et de l'entretien de la maison, il a fallu que j'emmène ma belle-mère faire du lèche-vitrine. Elle adore les magasins en France ! J'ai dû prendre mon mal en patience, car elle ne savait pas toujours quoi acheter… En plus, les repas ont été sources de stress… Ce que je prépare n'est jamais assez bon pour elle… Il faut dire que quand elle nous reçoit, elle passe ses journées dans sa cuisine à nous concocter des mets divins. Moi, la cuisine, ce n'est pas mon truc, et comme je n'ai aucun talent culinaire, j'angoisse quand nous l'invitons. Cela étant, Yasmina est gentille et de bon conseil, et puis Mo et Amira sont tellement contents quand elle est là que ça me fait plaisir de l'avoir.

Jamais ma mère ne resterait trois semaines avec moi…

Il y a cette chose extraordinaire dans l'histoire : j'ai réussi à gérer. Aucune montée ni aucune baisse de l'humeur. J'ai géré mon stress et mes angoisses et pu continuer mon quotidien… Comme n'importe qui !

2 mars 2016

Au travail, je monte en compétences. C'est gratifiant, je travaille davantage à mon niveau. Certes, on ne me donne que du classement à faire, mais à force de classer les factures et les mandats, j'apprends à connaître le fonctionnement de la comptabilité budgétaire. Surtout, ma cheffe m'a confié une mission importante : retranscrire les réunions qu'elle organise avec chaque service au sujet de la sécurité. Je suis en train de créer un document pratique et facile à utiliser, appelé à évoluer et à être mis à jour chaque année.

Voyant que mon poste se passe bien, j'ai aussi fait une demande pour le renouveler l'année suivante. Vu que mon statut est provisoire, chaque année je vais devoir faire réétudier ma demande, qui sera acceptée ou non, en fonction du travail que j'aurais effectué et de mon état de santé.

15 avril 2016

Il y a quinze jours, J'ai retrouvé mon amie Maëlle. Déjà huit ans que nous nous connaissons. Nous nous étions rencontrées en 3e année de licence de maths, au Mans, en 2008, avant que nos études différentes nous séparent. Avec le temps, nos liens s'étaient distendus... Des messages réguliers au départ, puis seulement pour nos anniversaires... Mais quand sur Facebook j'ai appris qu'elle avait déménagé à L. non loin de chez moi, je l'ai contactée et elle a proposé un pique-nique au bord d'un lac, comme si nous ne nous étions jamais quittées ! Le weekend suivant, je l'ai invitée à la maison pour notre premier barbecue de l'année. La rencontre avec Mo et Amira a été géniale. Au fil de la discussion, mon mari et Maëlle se sont découverts quantité de points communs, l'immobilier, le sport, l'économie... Maëlle a invité Amira à participer à ses exercices de sport improvisés, et s'est intéressée à tout ce que ma fille lui montrait, sa chambre, son jardin...

Aujourd'hui, alors que je garde Amira, elle a invité Mo à l'accompagner à une séance de CrossFit. C'est bien que Mo sorte avec une amie et puisse se distraire un peu, ça le change de ma maladie, de son travail et de la gestion du quotidien. Je suis contente aussi de constater que j'ai gardé une amie malgré la maladie. Elle se comporte avec moi comme si de rien n'était.

J'écris « ma maladie », mais je réussis à l'oublier un peu en ce moment. J'en suis assez étonnée, et surtout très très soulagée !

05 mai 2016

Côté travail : remplacement temporaire de la secrétaire d'intendance, nouvelle tâche de préparation des mandats pour le paiement des factures et visite à l'agence comptable pour transmettre les documents.

Côté perso : pendant les vacances de Pâques, nous avons aménagé le sous-sol avec l'aide d'un plaquiste, d'un peintre et d'un carreleur pour le gros des travaux. Ce sont tous des artisans avec lesquels Mo a l'habitude de travailler. Il les connaît bien et il sait choisir les meilleurs avec un bon rapport qualité-prix. Mon mari est génial ! Pour les travaux, il a « juste » joué le rôle de plombier et d'électricien : installation de la salle de bain, des prises, lumières et interrupteurs. Maintenant nous pouvons accueillir plusieurs invités en même temps. Aujourd'hui, nous avons convenu avec ma marraine Chiara qu'elle vienne passer une petite semaine chez nous, début juillet, avec son mari et ses deux garçons. Ils seront autonomes car au sous-sol ils auront tout ce qui leur faut : une chambre, une salle de bain, et même une buanderie ! De mon côté, je ne me sentirai pas envahie, c'est parfait. J'apprécie mieux la compagnie des gens quand je peux avoir mes espaces de tranquillité et de solitude.

25 mai 2016

Première récolte de cerises ! Notre arbre est l'un des plus précoces du quartier. Les cerises occupent tout mon temps libre ! J'en ai donné en quantité à collègues, amis et voisins, cela me fait du bien de m'ouvrir ainsi et d'être généreuse, la maladie, en dépit de moi, avait tendance à me renfermer et à me rendre égoïste. J'ai préparé un tas de plats à base de cerises ! Confitures, clafoutis, crumbles… Que je partage aussi, bien sûr !

Aujourd'hui, Maëlle a escaladé notre cerisier. Résultat : deux kilos de fruits délicieux en plus ! Le weekend prochain, ce sera au tour de Sacha et de ses garçons de profiter de la cueillette.

D'habitude je cuisine très peu mais à présent je me sens le devoir de faire profiter à tous de cette manne que m'offre la nature. J'éprouve un sentiment d'épanouissement très agréable, d'autant qu'il n'a pour une fois rien à voir avec une humeur exaltée ou trop haute.

03 juin 2016

Séance cinéma avec Maëlle, après une après-midi shopping. C'est génial de me sentir amie, et non simplement mère ! Ensemble, nous ne parlons pas d'enfants, mais de nos histoires avec nos mecs, de nos activités, de notre travail, et de tout un tas de choses légères - coiffeur, spa, goûts vestimentaires… En sa présence, je ne suis ni mère, ni malade ! Quels moments précieux !

Maëlle n'a pas arrêté de me parler pendant le film, j'ai eu du mal à se concentrer mais c'était amusant ! Je me suis offert une robe, pour être belle pour mon homme.
JE VAIS BIEN !

15 juin 2016

Ma demande pour renouveler mon poste a été acceptée la semaine dernière.
Je pourrai continuer à bénéficier de mon statut privilégié, qui m'est très profitable pour ma santé et mon moral. Je bénéficierai toujours d'un personnel encadrant, d'un allègement horaire de 50 % à 80 % et ma charge de travail restera légère puisque je suis en surnombre, donc non essentielle. Mais impossible de rester au même poste et dans le même établissement, car le but est de me faire découvrir les différents postes existants afin de pouvoir me reclasser lorsque ma santé sera stabilisée, et que je serai définitivement déclarée inapte à la fonction enseignante.
Je ne sais pas en revanche dans quel établissement je vais être affectée en septembre et j'angoisse un peu. Ça va être difficile de changer d'environnement. Je m'étais habituée à ma cheffe et à mes collègues et à mes tâches. Je vais devoir tout recommencer à zéro, à cette perspective, mon stress, mes idées obsédantes et mes angoisses risquent de s'aggraver. Il va falloir que je les régule. Le côté positif du changement, c'est que je pourrai peut-être exercer dans un établissement proche de chez moi… Il y a un collège en bas de ma rue, je pourrai y aller à pied. À 10 minutes en voiture il y a un autre

collège et un lycée et deux autres établissements sont situés à 15 et 20 minutes de la maison. Il y aura bien un directeur là-dedans qui voudra de moi ! Espérons ! Enfin restons réaliste aussi, les étiquettes « handicapée » et « en incapacité d'enseigner » peuvent faire peur.

30 juin 2016

Ouf ! J'ai une place ! Pas tout près de chez moi. Mon dossier a dû en effrayer quelques-uns… Il y a du mieux tout de même : mon établissement se trouve à 20 minutes en voiture par la nationale, en extérieur de l'agglomération, donc pas de bouchons.
Aujourd'hui, j'ai rencontré ma future cheffe et quelques collègues ; je les ai trouvés chaleureux, le bilan est très encourageant. Je suis contente de ce changement finalement. L'angoisse est retombée pour le moment, je verrai comment les choses évoluent.

04 juillet 2016

Dernier jour de travail aujourd'hui… Je suis fière de moi. Je n'ai eu que peu d'arrêts maladies depuis janvier, et je gère de plus en plus de choses tant au travail qu'à la maison. J'ai appris quantité de choses sur la comptabilité budgétaire et je sens que j'ai envie de m'orienter vers ce domaine et en apprendre encore davantage. J'ai apprécié les relations avec mes collègues et avec ma cheffe, cela fait du bien de retrouver une vie sociale, et petit à petit de ne plus être envahie de doutes ni de me penser stressante pour mes collègues. J'espère que l'année à venir me permettra encore d'évoluer.

12 juillet 2016

Comme prévu, Chiara est venue me voir avec sa famille. J'aime tellement ses visites !

À peine arrivée, elle me remplace à la cuisine et me libère du temps pour me reposer. Elle range au fur et à mesure ce que les enfants laissent traîner. Elle organise des sorties presque tous les jours, et je profite de sa compagnie pour sortir avec Amira, et pour parler tout mon saoul. Cela me fait tellement de bien d'être écoutée par quelqu'un qui a les épaules pour tout entendre quant à mes doutes ou mes faiblesses. Sa sœur est bipolaire comme moi, alors elle connaît bien le sujet…

Avant-hier, sortie au Parc de la T. Je trouve plus plaisant de me balader dans un espace verdoyant aménagé que dans la nature sauvage.

Aujourd'hui, c'était journée au parc d'attractions. J'ai regardé Amira jouer dans l'eau avec son cousin, et se lancer dans des épreuves, je n'arrivais pas à décrocher mon regard, je ne me lasse pas de la regarder, j'ai dû rester une bonne heure à l'admirer. Ensuite pique-nique, un sandwich tout simple avec tomates cerises et œufs durs, des chips et une compote. J'ai tout préparé moi-même, Amira a apprécié, pas besoin de se ruiner en sandwich et en glace achetés dans le parc. Puis dans l'après-midi, manèges. Ma fille était tellement heureuse, je me repais de ses expressions de joie ! Elle m'apporte mes plus grandes joies. Si seulement je pouvais apporter encore plus de joie autour de moi, avec un deuxième enfant…

Je ne sais pourquoi je pense à ça, mais cette pensée m'occupe de plus en plus.

11 août 2016

À M. pour mes 30 ans, dans Ma ville, là où je me sens bien. Le chant incessant et si mélodieux des cigales, le cri des mouettes, les odeurs de pain, de thym, de lavande et de romarin… Et la mer… Retourner dans cette ville pour mes 30 ans, maintenant que tout va mieux, quel beau symbole. Nous avons fêté mon anniversaire dans un restaurant au bord de mer, tout proche du restaurant où Mo et moi nous sommes mariés. Clin d'œil à notre mariage, après le repas, la fête a continué là aussi dans la mer. Quel plaisir ! Mes amies les plus chères et ma famille étaient réunis pour moi. Mon amie d'enfance Samy et sa famille, Milie mon amie du lycée, Mêle venue de L. et qui profite de la mer pour l'occasion, mon frère et mes sœurs Cile, Delph, Fabou et Luce, et leurs familles, ainsi que maman. Cela me fait tellement de bien de les nommer tous, eux qui m'entourent, me soutiennent et rendent mon quotidien plus agréable. J'ai bien failli les perdre, à cause de cette fichue maladie qui détruit tout autour d'elle… J'espère que plus jamais je ne les oublierai.

J'ai l'impression que tout va bien, que ces dernières années de difficultés et de souffrance n'ont jamais existé.

Maman a offert le repas au restaurant, Delph et Luce, un magnifique gâteau personnalisé, Cile, un album photo d'Amira et de ses cousins, une merveille de souvenirs pour moi, Fabou, un pêle-mêle avec les photos des cousins cousines, de mes sœurs et maman. Et Mo, un billet factice pour un voyage mystère au mois d'août…

25 août 2016

Merci Mo pour le voyage à Rome ! Séjour inoubliable organisé avec l'aide de Delph, qui restera gravé dans ma mémoire ! Il prend fin demain. Je le pose sur papier pour ne rien oublier.

1er jour : promenade sur les hauteurs dans la campagne de Rome, avec un repas au crépuscule dans un restaurant typique délicieux. J'adore la cuisine italienne.

2e jour : visite incontournable du Colisée et du forum, sortie entre sœurs le soir, dans une boîte de nuit en plein air, qui m'a tellement changé de mon quotidien que j'avais l'impression de vivre une autre vie que la mienne ! Le sourire n'a pas quitté pas mon visage.

3e jour : visite de la villa Borghèse le matin, et l'après-midi, balade dans les petites rues ombragées au bord du Tibre, et repas dans une pizzeria - incontournable.

Puisse tous ses souvenirs peupler mes pensées dans les bons comme dans les mauvais moments.

Je suis fière de Delph, malgré notre enfance pourrie, elle a réussi à devenir pilote et à aller bien. Je l'adore. L'écouter parler, ici à Rome, être disponible pour elle, dans cette superbe ville antique, un pur bonheur… Delph est si chère à mon cœur, je me sens très proche d'elle.

31 août 2016

Nouvelle rentrée, nouvelles missions, nouveau cadre. J'ai pris mon poste à G., enfin. Je m'impatientais un peu à vrai dire. Rencontré mes nouveaux collègues. Vu mon nouveau bureau. Reçu mes nouvelles missions, plus élaborées que les précédentes.

Cette année je vais utiliser un logiciel de gestion financière et comptable pour suivre la comptabilité budgétaire du collège. Je vais enregistrer les factures et les mandater, opération qui consiste à les envoyer à l'agence comptable pour paiement. C'est encore un peu abstrait pour moi mais avec de la pratique, ça devrait vite rentrer. Enfin, comme l'an passé, je classerai les factures et documents comptables, et suivrai les achats et consommations de la cantine.

J'ai hâte ! Et pour m'aider, face à cette situation stimulante, je ressens un regain d'énergie. Il faut en profiter, tout en veillant à ne pas dépasser les indicateurs…

20 septembre 2016

Trois semaines après la rentrée, un premier point sur le rythme de travail et les collègues. Je m'épate ! J'arrive à faire tout ce qu'on me demande et même plus, et c'est beaucoup plus de travail que par le passé. Quel progrès ! Il faut que je décrive tout par le menu.

Le travail pour la cantine est très facile et rapide à faire, j'en ai l'habitude maintenant. Le cuisinier ici fait pourtant appel à un plus grand nombre de fournisseurs que l'an passé, et tente de privilégier le bio et le local, commandes que je dois répertorier dans un tableau pour avoir la répartition des consommations bio et locale de la cantine. Le collège postule pour avoir le label écologie et développement durable. Un aspect très intéressant de mon travail.

En ce qui concerne la nouvelle mission pour les achats du collège, voilà en quoi cela consiste.

Quotidiennement, je passe des bons de commande et j'envoie les commandes de fournitures, services et denrées alimentaires. Ensuite, je liquide toutes les factures, en les enregistrant dans le logiciel, en leur affectant un compte de dépenses. Enfin, une fois par semaine je prépare ce qu'on appelle le mandatement, je génère un fichier et des documents détaillant la comptabilité pour payer les différentes factures, et je me rends à l'agence comptable pour vérification des factures et des documents et paiement. J'ai donc fait connaissance avec l'agent comptable et les collègues de l'agence, et j'ai découvert un autre aspect encore plus intéressant de la gestion de la comptabilité des établissements. Peut-être pourrais-je évoluer vers ce type de poste ? Qui sait.

30 septembre 2016

Toujours avide de me former, c'est-à-dire, à l'heure actuelle : comptabilité et autres aspects de mon nouveau métier. Avec moi pas de demi-mesure, je m'inscris à une douzaine de formations qui me sont désormais accessibles, compta niveau 1, utilisation du logiciel de gestion, rédaction de comptes-rendus…

18 octobre 2016

Première formation : comptabilité niveau 1 sur trois jours. Les journées ont été super intéressantes. J'ai découvert un domaine où je me sens à ma place, à mon niveau de compétence, il faut que j'en apprenne plus.

Ma situation professionnelle est vraiment idéale. Mes neurones ont tant dormi par le passé… J'ai l'impression qu'ils ne demandent qu'à rattraper ces années de désordre et d'assoupissement.

25 novembre 2016

Deuxième formation : utilisation du logiciel de gestion financière et comptable. Comme d'habitude j'ingurgite toutes les nouvelles connaissances et informations, comme je le ferais d'un repas copieux. J'acquiers de la dextérité et comprends de mieux en mieux les tâches que je dois reproduire au travail. Je prends note de manière acharnée, profitant de tous les sursauts d'énergie qui se présentent à moi pour en faire le plus possible. Heureusement cette énergie débordante ne va jamais trop loin.

30 novembre 2016

La nuit dernière, j'ai mal dormi. Je me suis levée angoissée et sentant peser sur moi le poids de tous mes échecs et de tous mes efforts pour me maintenir à flot. Sur la route pour aller au travail, je pleurais sur moi-même et essayais au fil des kilomètres de me calmer, de me donner une contenance pour aller travailler. Arrivée au bureau, en commençant à travailler, la gorge a commencé à me serrer, j'étais sur le point d'éclater en sanglots. J'ai pleuré au bureau ! Les larmes, les mots hachurés, inintelligibles pour mes collègues. Ma chef m'a envoyée chez moi.

À midi, je suis allée chercher Amira et l'ai confiée à la voisine, en pleurs. Elle ne doit pas rester avec moi quand je suis dans cet état.

Les pensées noires tournent en boucle. Je serai toujours malade, je n'arrive pas à travailler comme tout le monde, je suis toujours épuisée. Tout m'épuise, les trajets, le travail, les relations sociales. Je voudrais être comme tout le monde mais je dois me résigner à être comme je suis.

Je suis allée voir mes poules, mon refuge quand rien ne va. Je leur ai mis de l'eau, de la nourriture, j'ai nettoyé leur pondoir. Les larmes ont cessé de couler. J'ai farfouillé dans la paille… Quatre œufs aujourd'hui ! Merci mes poules, vous seules aujourd'hui m'apaisez.

1ᵉʳ décembre 2016

Parfois, comme ça, sans raison apparente, tout me semble noir. Qu'importent les succès passés et présents, qu'importe que ma vie soit objectivement belle. Mon esprit ne voit que les difficultés et se focalise sur les moments douloureux. Si je ne veux pas rester dans cet état, je dois absolument trouver un dérivatif, car il est impossible de me raisonner rationnellement pour le moment.

Je viens de m'inscrire dans une nouvelle salle de sport où je pourrai m'évader pendant mes séances d'exercice en écoutant de la musique. Ainsi, j'oublierai mes difficultés. Les efforts que je ferais pour entretenir ma forme me feront oublier ceux que je fais pour surmonter mes baisses de moral. Peut-être un nouveau succès en perspective.

8 décembre 2016

La séance chez la psy ce matin m'a permis de vider en partie mon esprit. Je me sens sous tension, au bord du débordement, n'arrivant plus à gérer mes pensées et mes émotions tant sur le plan personnel que professionnel. Je me sens dépassée par tout ce que je dois faire, je suis épuisée sans comprendre pourquoi, et je ne me sens plus à ma place à la maison. Le fait d'en parler, de dire tout ce qui m'insupporte même les broutilles, me permet de me libérer un peu… Quand je sors, je me sens plus légère. J'aimerais faire deux séances par jour dans ces moments-là, avoir un endroit où parler sans tabou, sans risquer de reproches ou de méchant regard, ça m'aide tellement. Quoique ce serait peut-être trop, chaque séance est vraiment épuisante émotionnellement. Je suis un peu vidée…

25 décembre 2016

J' veux un enfant, j' veux un enfant,
J' veux un enfant,
J' veux dans mon ventre, sentir le sang, la vie dedans, j' veux un enfant.
La chanson de Brigitte tourne en boucle dans ma tête.
Pourquoi maintenant ?
Je ne sais pas.
Peut-être est-ce cette fête de famille, Noël, qui s'est si bien déroulée cette année, où je ne me suis plus sentie regardée, sujette à pitié, mais juste à ma place. Où tous mes petits cousins et cousines s'amusent entre frères et sœurs et l'amour et la fierté que je lis dans les yeux de mes cousins regardant leurs enfants. Il est vrai que nos fêtes de Noël sont mémorables chez nous, avec ma grand-mère, ma mère et mes cinq oncles et tantes, mes vingt-six cousins, cousines, et leurs quarante-cinq enfants, mes neveux et nièces, mes petits cousins, cela fait une belle assemblée de près de quatre-vingts personnes, pleine d'amour et d'optimisme qui peut nourrir un désir ou un projet, pour peu que je sois encline à l'optimisme moi aussi….

Peut-être est-ce l'ambiance de cette année, un travail qui se passe bien, et avec des formations qui me font progresser. Peut-être est-ce mon état stabilisé, car malgré mes petits creux de vague, les petites montées de stress et d'angoisses, ma santé se maintient. Peut-être aussi suis-je rassurée par la scolarité d'Amira qui se passe sans embûche, et par notre relation au beau fixe, rythmée par les sorties, les surprises et les jeux. Ou enfin la relation avec mon mari qui se stabilise en même temps que mon état. Fini, les montagnes russes, pour lui c'est plus reposant.

Non, je ne sais pas d'où ça vient, mais maintenant, l'idée est là. Je programme et j'attends la visite chez la gynéco pour discuter d'un moyen de contraception plus provisoire, qui me permettrait de me lancer dès que je me sens prête - sans délai. J'imagine déjà qu'elle me donne son accord, qu'elle m'autorise à tomber enceinte, et que Mo et Amira seront enchantés. Je me caresse le ventre, à travers la peau, je sens le corps de mon bébé, je sens qu'il bouge, j'ai tellement hâte qu'il soit là et de faire sa connaissance. Je le promène dans la poussette, je lui fais boire un biberon.

Adieu, mon rêve... Ou à plus tard...

Me voici face à la réalité, avec, pour le moment, ma grande Amira et Mo. Même si je vais mieux, la maladie sera toujours là, je serai contrainte de continuer même pendant la grossesse à prendre mon traitement, potentiellement nocif pour bébé, et le pire, c'est que je sais maintenant que je peux lui transmettre ma maladie...

Il faut que je taise mon désir. Trop d'incertitudes encore. Je vais le garder pour moi.

18 janvier 2017

Voilà tout ce que j'ai en tête aujourd'hui :
J'ai envie d'hurler, j'ai envie de pleurer, je m'accroche à ton cou.
Qu'est-ce qu'ils font les autres ?
Qu'est-ce qu'ils ont les autres de plus que nous ?...
J'veux un enfant…

Je viens d'avoir mon rendez-vous avec la gynécologue. Après examen et après m'avoir dit que tout fonctionnait correctement physiquement, elle m'a cependant expliqué que, étant donné ma maladie et les risques encourus par une grossesse, tant pour l'enfant que pour moi, elle refusait de m'ôter ma contraception. Elle a même tenté de me dissuader de mon désir d'enfant.

Mais le désir est là. J'ai envie de cet enfant. Je craignais que cette envie me vienne, et le fait est que, ça y est, sans crier gare, la voilà apparue. Et depuis qu'elle a émergé dans ma tête le mois dernier, rien à faire, elle s'agrippe. Mon instinct a parlé, et il est plus fort que n'importe quelle mise en garde et leçon médicale. Je suis une femme après tout, je ne suis pas qu'une malade !

Je trouve même étrange que cette envie ne me soit pas venue plus tôt… Elle me renvoie à ma fille, ma petite Amira, à tout ce que nous avons traversé, toi et moi… Je t'aime tellement, ma fille, tu es ma merveille, mon cadeau du ciel. Quand tu étais petite, je m'occupais de toi, nous jouions beaucoup ensemble, j'en faisais même plus pour toi que ton papa ! Ton papa m'aidait un peu, ne soyons pas injuste ! J'aimais te donner ton bain (certes, il m'a fallu un petit temps pour m'habituer…), te changer, j'adorais te passer des robes et je faisais en sorte que tu sois toujours joliment vêtue. J'ai continué à m'occuper de toi, seule, pendant un an, quand ton père étudiait à M. Comme toutes les mamans, je te préparais le matin, te donnais ton petit déjeuner, et on filait à l'école fissa car je ne voulais pas être en retard au travail. Après ma journée de cours et mes préparations pour le lendemain, je retournais te prendre. Le mercredi je t'emmenais à la crèche, et te promenais en poussette. On était bien, toutes les deux, même si de plus en plus je me sentais fatiguée… Et puis patatras. Notre petit monde sans accrocs s'est écroulé. Tu avais quatre ans quand je suis tombée malade. Je t'ai fait subir deux tentatives de suicide, la maladie m'a tellement pourrie de l'intérieur que tu me devenais parfois indifférente ! Quelle horreur ! Je te regardais et je ne ressentais aucun amour, rien ! La maladie m'avait volé mes sentiments ! Ça, avoir la sensation de ne plus t'aimer, c'est sans doute ce qui m'a fait le plus de mal. Est-ce que c'est à cause de ce sentiment épouvantable, qui me renvoyait une image monstrueuse de moi-même, que longtemps je n'ai pas voulu d'autre enfant ?… Puis à force de traitements, de batailles et d'accompagnements en tout genre, j'ai réussi, malgré mon handicap, à me rendre de nouveau disponible pour toi. Nous avons retrouvé nos jeux, et j'ai eu à cœur de suivre de près ta scolarité ; pendant les vacances je te donnais des cahiers d'exercices à effectuer. J'ai toujours jugé essentiel que tu travailles bien, à l'école, c'est important une tête bien faite, et pas seulement pour trouver un travail. Je suis sûre que ma volonté de toujours vouloir apprendre plus m'a beaucoup aidé dans mon combat contre la maladie.

Puis notre vie a suivi son cours, avec mes hauts et mes bas… Et peu à peu, je me suis trouvée sur une pente ascendante, grâce au lithium notamment. Dans notre nouvelle maison, dans notre nouvelle vie, dans ta nouvelle école, et avec ta maman au top (ou presque !), ton bonheur était complet. À y repenser, il me semble que c'est toi la première qui as évoqué l'idée d'un deuxième enfant à la maison. Ah ça ! Tu l'as réclamé, ce petit frère ! Tu n'as pas arrêté de répéter que tu voulais un petit frère pour jouer et t'occuper de lui…

2 février 2017

Deuxième avis défavorable d'une deuxième gynécologue et deuxième refus d'enlever ma contraception. Ces deux gynécos connaissent mon médecin traitant. Avant même de m'écouter, elles lisent mon dossier. Je dois me faire une raison. Mon corps est défaillant, point. Par mes gènes, je peux transmettre ma fragilité, et le lithium risque en outre de provoquer chez mon bébé une malformation cardiaque à laquelle il est impossible de survivre. La nature est bien mal faite… Quand je pense à ma tante qui voudrait un enfant mais ne peut en avoir, alors que moi je peux en avoir un mais je ne le dois pas…

6 février 2017

Je parle si vite aujourd'hui, la psy a eu du mal à me suivre, je passe du coq à l'âne… Lui ai parlé de mon mari qui m'énerve et m'insupporte, de ma fille si pré-adolescente parfois et si distante avec moi, de mes collègues gentils et pourtant si énervants. Je ne supporte plus d'aller travailler et de les côtoyer, de les voir faire semblant que tout se passe bien, d'être bien avec moi, ou de faire semblant d'avoir besoin d'aide. Je suis sûre qu'ils se créent des problèmes pour que je les aide à les résoudre, et ma cheffe qui n'a même pas regardé le travail que j'ai fait pour elle. Elle n'a jamais le temps pour moi, personne n'a le temps pour moi. Je suis très énervée.
La psy m'a écoutée, sans me juger. J'ai besoin de ces séances.

10 février 2017

Pourquoi ne pas faire appel à une mère porteuse, qui nous permettrait de garder l'hérédité de Mo ? Je suis tellement dévorée par l'envie d'un enfant que toutes les considérations déontologiques passent après.
Je me dis même que je ferais acte de générosité envers une femme dans le besoin.
J'ai lu plusieurs articles et témoignages sur le sujet.
En ai parlé à Mo, qui a refusé catégoriquement. Tant mieux.

20 février 2017

Sitôt le projet GPA abandonné, j'ai pensé à recourir à l'adoption. J'ai fait appel à une association pour me renseigner sur les démarches à effectuer, les délais, les difficultés que nous pourrions rencontrer. Un enfant qui n'a pas de parents rencontre des personnes qui ne peuvent pas avoir d'enfant… La perspective d'adopter m'effraie mais je trouve en même temps l'idée d'une telle rencontre très belle.

18 mars 2017

Au bout d'un mois à me projeter dans mon futur avec mon enfant adopté imaginaire, à compléter les documents, à échanger avec les responsables des associations pour l'adoption proche de chez moi, au bout d'un mois, donc, Mo me dit : non, je ne peux pas, OUBLIE !

Il a tenté de me rassurer en me disant que nous étions capables d'avoir un autre enfant nous-mêmes, qu'il fallait simplement patienter un peu, et être sûrs que je sois stabilisée. Il est bien gentil, mon mari, mais parfois j'ai l'impression qu'il ne comprend pas que je suis malade, que c'est une donnée indissociable de moi, que la maladie fait partie de ma vie. « Quand tu seras stable et que tout ira bien… » Bon, je le laisse dire, en même temps, ça me donne du courage de le voir espérer qu'un jour nous formerons une famille parfaitement normale.

25 mars 2017

Je suis capable d'avoir un enfant. J'ai fait beaucoup de progrès. Mon état de santé s'est stabilisé. J'ai même un super poste ! Je ne reste pas coincée chez moi à me morfondre dans la maladie, non, je bosse, comme tout le monde ! Cette année encore, j'ai demandé à renouveler mon poste adapté. Je sais que mon dossier sera accepté, et que je serai même maintenue dans mon secteur car tout le monde est content de moi au collège. L'agent comptable à qui chaque mardi matin j'apporte le mandatement du collège est très impressionné par mon travail et par la volonté dont je fais preuve. Elle voudrait me faire travailler dans son service l'année prochaine. Elle a d'ailleurs déjà établi un courrier en ce sens pour la psychologue aux ressources humaines qui traite mon dossier. Ma cheffe lui parle régulièrement de mon excellent travail et de ma fiabilité qui fait oublier ma maladie. Je devrais donc être affectée au lycée agence comptable du secteur, à 8 minutes en voiture de chez moi.

Tout se passe si bien aujourd'hui... alors pourquoi vouloir plus ? ou au contraire, pourquoi ne pas vouloir encore plus ?...

Je ne vis plus... La pensée d'un enfant ne me quitte pas. Si je réussissais à en avoir un, ce serait un tel accomplissement, une telle preuve que ma santé s'améliore, que je suis capable de belles choses. Et j'ai du mal à me dire qu'Amira n'aura pas de petit frère à cause de moi, et que Mo devra se contenter d'un seul enfant... Et moi qui n'ai respiré que la mort pendant tant de temps, j'ai besoin de respirer à pleins poumons la vie à travers un nouvel être.

Suis-je à ce point irrationnelle ? Est-ce que mes questionnements ne prouvent pas que je suis parfaitement normale et sensée, au contraire ? Serait-ce plus rationnel de ne voir en moi-même qu'une malade dangereuse pour son enfant ? Je ne suis pas seulement malade ! J'ai un grand cœur, un cœur grand ouvert, qui sait donner et aime donner, un cerveau qui sait raisonner, une volonté de fer, et un environnement équilibré. Laissez-moi avoir cet enfant !!!

5 mai 2017

Coup de blues… Tristesse. Je ne pourrai donc pas avoir mon bébé ?... J'ai l'impression que c'est pourtant ce qui donnerait un sens à ma vie, au-delà de mon mari et de ma fille. Peut-être je ne les aime pas assez ? J'en ai parlé à la psy, qui m'a rassurée sur mes émotions, elles sont bien là mais je ne parviens pas à bien les saisir et à les exprimer. Elle trouve toujours un moyen de me ramener à la raison.

15 juillet 2017

J'ai craqué. Profité d'une phase d'hyperactivité et d'optimisme un tantinet exagéré pour « passer à l'acte ». Pour commettre ce que les gynécos précédentes considéraient, sans prononcer le mot, un « crime » : J'ai fait enlever mon stérilet.
Je crois que j'ai été galvanisée par la fin de mon année scolaire et la visite de mes collègues en vue de ma prise de poste à la rentrée prochaine. J'ai pas mal dépensé… Chaque jour, je me suis offert un petit plaisir… C'est dans cet état d'esprit plutôt haut que je suis partie en vacances à M avec Amira chez maman alors que Mo restait travailler à L. J'ai pris rendez-vous avec un gynécologue dont on m'a dit qu'il était très cool et ne posait pas de questions « indiscrètes » … Il ne connaît ni mon médecin traitant, ni ma gynécologue habituelle, ni ma psychiatre, il ne m'a jamais vue, nous sommes à 300 km l'un de l'autre. Parfait. Et hors de question, évidemment, que je l'informe de mon dossier médical.
En même temps, j'ai demandé à mon psychiatre si je pou-

vais continuer la prise de lithium à taux réduit pendant la grossesse. Il m'a alors expliqué que le risque de malformation cardiaque était majeur entre le quinzième et le soixantième jour de grossesse, pendant la cardiogenèse. Durant cette période, il ne faut pas prendre de lithium même à dose infime car le cœur du bébé est en formation. Mais une fois passé le soixantième jour, à deux mois et demi de grossesse, le risque devient minime, et si sa santé le nécessite, la femme enceinte peut, voire doit, reprendre son traitement, sans que l'enfant soit en danger. L'important pour moi sera de surveiller mon cycle à la loupe, de vérifier s'il y a une grossesse chaque mois et dans ce cas, de stopper mon traitement pendant deux mois, et de tabler sur mes connaissances pour maîtriser mon humeur.

20 juillet 2017

J'ai laissé Amira à garder à maman et suis allée à mon rendez-vous. J'ai obtenu du gynécologue qu'il me retire mon stérilet et me prescrive une contraception orale éphémère, en attendant que mon cycle se régule pour surveiller au mieux la survenue d'une grossesse.

J'ai prévenu Mo. Mon pauvre mari, je lui en fais vraiment voir de toutes les couleurs ! Mais je sais que le jeu en vaut la chandelle. Il m'a dit que je n'avais pas été raisonnable, j'ai eu droit à petit remontage de bretelles, mais en même temps, je pouvais l'entendre sourire au téléphone, je sais qu'il est très heureux à la perspective d'être de nouveau papa… Il a tout de même perçu que j'étais en période haute, mon débit de paroles est rapide en ce moment, il m'a conseillé de me calmer un peu et de prendre un neuroleptique. Non merci, assez de chimie ! Et puis si je veux un enfant, il faut que je me sente forte, ce n'est pas le moment de tomber en léthargie !

14 août 2017

Mes règles sont de retour, le cycle est reparti. Je sens Mo effrayé par l'arrivée de la grossesse ! Ce mois-ci, d'un commun accord, nous avons doublé la contraception, préservatif plus pilule, le temps que mon cycle se régule, et que l'on puisse estimer le moment de l'ovulation. Quand on sera prêt, dans le cas où les règles n'arrivent pas, je ferai un test pour vérifier s'il y a grossesse. Je ne peux pas y aller à la légère, c'est désolant de devoir tout calculer, mais j'y suis obligée car je dois absolument arrêter la prise de lithium après quinze jours de grossesse.

Pour rassurer Mo, je lui ai montré le planning que j'ai fait avec les dates des tests éventuels en cas de retard de règles. Je lui ai bien expliqué que je prenais toutes les précautions, les médicaments à la bonne heure, et que je faisais tous les exercices me permettant de contrôler le flux de mes pensées et réguler mon humeur en prévision de l'arrêt du lithium.

18/8 : 1er jour pilule – arrêt le 8/9
Si règles régulières : pas de reprise de pilule
8+14 = 22/9 ovulation (rapports quotidiens du 18 au 24)
2/9 + 14 = 6/10 : à cette date, si mes règles ne viennent pas : TEST

5 octobre 2017

Pas besoin de test, les règles sont là…
Pas d'inquiétude, c'est le premier essai juste après avoir arrêté la contraception, et tout va bien. Depuis trois mois, je mange très sainement et je fais du sport. J'ai perdu 4 kilos déjà. Mo et moi avons de temps à autre des sursauts d'angoisse, mais dans l'ensemble, tout va bien… « Tant qu'il y a de l'amour… » ! Il devient un peu difficile de cacher notre démarche à Amira, mais il vaut mieux ne rien lui dire encore. Comme toujours, je me sens apaisée quand je m'occupe d'elle, nous partageons de très bons moments éducatifs et ludiques. Côté travail, ma situation est idyllique, je ne pourrais rêver mieux. Ma cheffe, me connaissant déjà et sachant mes capacités, m'a donné deux missions spécifiques, intéressantes et à mon niveau de capacité : la gestion quotidienne des relevés bancaires des six établissements que nous gérons, consistant à saisir les écritures comptables correspondant à chaque mouvement bancaire, ainsi qu'une partie de la gestion que j'effectuais l'an passé, la réception du mandatement pour payer les factures, afin que je garde le contact avec mes anciens collègues. Pour me rassurer et suivre mon travail, j'ai fait des fiches de procédure relatives à mes tâches. Ainsi, il n'y a quasiment aucun imprévu dans mes tâches quotidiennes au travail. C'est ce qu'il me faut, si je veux pouvoir me concentrer sur mon but principal : faire un enfant dans les meilleures conditions.

03 novembre 2017

Hier je n'avais pas mes règles jour prévu, donc j'ai fait un test qui s'est avéré négatif. Un espoir déçu, confirmé aujourd'hui par l'arrivée de mes règles. Je ne dois pas me laisser submerger par des pensées négatives, mais me concentrer sur mon objectif, sur l'amour de Mo et sur la joie à venir de notre fille.

20 novembre 2017

Cela fait une semaine que Mo et moi multiplions les rapports, après quoi je prends bien le temps de rester allongée. Je veux mettre toutes les chances de notre côté. Même si mon désir est immense, j'ai besoin de créer un petit être au-delà de la maladie, de m'offrir plus d'amour et d'en donner à Mo et Amira… En même temps, je suis un peu stressée, j'ai tout le temps peur de laisser passer une grossesse et de continuer à prendre mon médicament, véritable poison pour le fœtus…

02 décembre 2017

C'est le mariage de ma sœur. Je suis heureuse pour elle, et pour moi aussi car je n'ai pas eu mes règles ! Le lendemain du mariage, en rentrant chez moi je me testerai. Et en attendant, pleine de sentiments positifs, d'espoirs d'une nouvelle présence à mes côtés, je partage cette joie silencieuse avec mon frère, mes sœurs, ma mère, toute la famille. Et si demain…

03 décembre 2017

Enceinte de seize jours ! J'ai acheté deux tests en début de mois, pour ne pas être prise de court. Je me suis offert le meilleur des tests, qui dit si on est enceinte et de combien de jours. Tout est parfait, ce futur bébé est en moi, avec moi, et je l'ai protégé en interrompant dès hier le traitement, prise d'un pressentiment. Maintenant, ça va être une autre paire de manches pour moi. Il va falloir tenir sans lithium. J'ai beau m'y être préparée, je suis un peu anxieuse. Je me concentrerai sur mon fœtus, et ferai tout pour éviter les situations de tension ou de trop forte joie. « Vivez une vie monacale » m'a dit le psychiatre. Pas de surprise, ni bonne, ni mauvaise, pas de changement, rien. Mes jours à venir doivent être absolument plats !

Mo va m'accompagner tout au long de cette épreuve que nous offre la vie…

Oui, l'épreuve. Ce sera une épreuve pour moi, je le sais. Devoir pendant 36 semaines partager mon corps malade avec un petit être fragile. Devoir chaque mois faire une échographie pour vérifier la bonne formation et le bon fonctionnement de son petit cœur. Ne pas prendre de lithium pendant 45 jours, plus aucun neuroleptique, éviter de fondre sur la nourriture, fuir les angoisses et les dérèglements d'humeur… alors que le stress est déjà là… Bref, prendre soin de moi pendant 9 mois et attendre, patiemment, que le bébé sorte de mon ventre et être sûre, enfin, que je ne lui infligerai pas le moindre mal.

Les deux sentiments se mêlent en moi, le bonheur et la crainte. Le bonheur l'emporte. Je l'ai décidé.

Je vais y arriver, j'ai juste besoin de soutien. Je ne peux pas rester seule, je dois partager cette nouvelle avec mes proches, ma mère, ma marraine, mon frère, mes sœurs, mes amies. Ils seront tous là pour partager mon bonheur. Je fais la prise de sang demain pour confirmation, et dès que j'ai les résultats je les informe tous.

05 décembre 2017

Hier, j'ai envoyé un message groupé aux membres de ma famille proche et à mes meilleures amies, à distance, Nêle et Milie, et l'un après l'autre, ils m'ont appelée, m'ont rassurée, encouragée, et m'ont annoncé qu'ils se relaieront pour m'aider dans mon quotidien. Ils m'ont dit que les 45 jours passeraient tout seul. Je veux les croire. Chiara aussi m'a rassurée, elle m'a rappelé à quel point j'étais forte, et comme j'avais bien géré la grossesse d'Amira. Elle m'a expliqué que, oui le traitement est important, mais que pour une courte période j'avais assez de force en moi pour m'en passer. Toutes ces paroles m'ont réconfortée, et grâce à eux tous, je me sens plus forte et plus capable.

Cet après-midi, en rentrant du travail, j'ai trouvé maman devant ma porte qui m'attendait ! Elle m'a dit : « Viens, on va chercher Amira, on va l'emmener au parc et tu pourras me dire comme tu es heureuse ! » Son arrivée surprise m'a fait un bien fou !

Elle m'a accompagnée chez le psychiatre, à qui j'ai annoncé de but en blanc ma grossesse. Il n'était pas étonné, étant donné la détermination que j'avais montrée lors des dernières séances. Il m'a indiquée une psychiatre de l'hôpital « femme mère-enfant », spécialisée dans la prise en charge des grossesses des femmes malades. M'a dit qu'elle saura bien m'accueillir et encadrer la venue du petit être. Il m'a conseillé également un gynécologue spécialiste dans les grossesses à risque, qui a déjà eu un cas similaire au mien deux ans auparavant.

20 décembre 2017

Maman est restée avec moi jusque-là, son séjour a été ponctué par la venue de mes frères et sœurs, dont Cile qui m'a annoncée qu'elle aussi était enceinte, de deux mois et demi ! Elle m'a montré sa première échographie. J'étais enchantée de partager à nouveau cet épisode de vie avec elle : pour la deuxième fois nous nous retrouvions enceintes au même moment !

Maman m'a accompagnée à ma première échographie chez la spécialiste des grossesses à risque conseillée par mon psy. Elle a vérifié le bon fonctionnement du cœur de mon fœtus. Mo travaillait et je ne voulais pas être seule dans ce moment crucial. Quand j'ai entendu le cœur du bébé battre, quelle joie ! Mes efforts étaient enfin récompensés, je me suis mise à pleurer et maman m'a serrée contre elle.

Il va falloir faire un suivi cardiologique du fœtus une fois par mois, puis, après la naissance, le bébé sera réexaminé par un cardiologue à l'âge de sept jours. Il s'agit de précautions, car mon fœtus a été protégé et il l'est encore.

La fête de Noël approche. Mes proches ont bien compris

que je ne pourrai être parmi eux cette année car mon humeur risque d'en pâtir. J'ai été très entourée dernièrement, par ma mère, mes frères et sœurs, mais j'ai tenu à voir ma praticienne une à deux fois par semaine pour me rassurer et qu'elle m'aide à bien contenir le flot de mes pensées. Sans le médicament, cette aide est vitale.

21 décembre 2017

Je me tourne vers mes amies à L pour me maintenir à flot... En réalité, l'examen d'hier n'a pas été aussi rassurant que je voulais me le faire croire. Le médecin a dit tout allait bien à présent, mais qu'il fallait attendre l'échographie cardiaque du cinquième mois pour en être bien certains. Le cinquième mois ! Beaucoup d'inquiétude à venir, donc...

Alors j'ai parlé de ta venue à Sacha, et j'ai repris espoir ! Nous nous sommes octroyé une séance de massage en double pendant que les enfants étaient dans un parc encadré, et cela m'a bien détendue. Ce soir Sacha va garder Amira pendant que je sortirai au cinéma avec Mêle, l'occasion de lui annoncer la nouvelle.

24 décembre 2017

Tu n'es encore qu'un tout petit fœtus mon ange, mais je désire tellement communiquer avec toi, te faire part de ma joie et de mon bonheur de te savoir en bonne santé. J'hésitais à te parler avant d'avoir la preuve que tu es bien en vie et que ton cœur bat bien. Je ne voulais pas me donner trop d'espoir. Mais maintenant que je sais que tu vas bien, j'ai la certitude que cette grossesse se passera bien, que tu pourras vivre avec moi, et cela me rassure, alors j'ose te parler… Des personnes formidables nous accompagnent, nous ne sommes pas seuls, la maladie ne résistera pas à l'amour que j'ai pour toi et qui nous entoure. Etape par étape, nous allons passer l'épreuve de cette grossesse et nous concentrer sur le bonheur que nous avons de cohabiter. Je t'aime.

28 décembre 2017

Yasmina est arrivée aujourd'hui. Elle a pris l'habitude de venir nous voir au moment des vacances de fin d'année et de rester une partie du mois de janvier. Mo ne lui avait encore rien dit, donc ce soir nous lui avons annoncé la nouvelle. Elle m'a serrée fort dans ses bras et a dit : « Ce sera un garçon ! J'en suis sûre ! Je suis si heureuse pour toi, Lily. Tant que je suis là, tu te reposeras, je m'occuperai des repas et prendrai soin d'Amira, toi, tu dois t'occuper de nous faire un beau bébé ! »

08 janvier 2018

J'ai annoncé ma grossesse au travail aujourd'hui. C'est la psychiatre de la maternité qui m'en a donné le courage. Je l'ai rencontrée vendredi dernier, je la sens bien, cette femme. Elle m'a félicitée du chemin parcouru, m'a rassurée sur la fin proche de la cardiogenèse, et m'a dit que je pourrai reprendre mon lithium après, pour faciliter ma stabilisation. Selon elle, c'est de la superstition que de penser qu'annoncer tôt sa grossesse porte malheur ; d'autant que le risque de fausse couche est très faible pour moi vu ma bonne santé physique.

Plus j'annonçais ma grossesse, plus je me suis sentie entourée, et c'est ce dont j'avais besoin. La psychiatre m'a donné les coordonnées d'une sage-femme très compétente paraît-il, exerçant au planning familial dans mon secteur ; elle serait disposée à m'accompagner dès le cinquième mois.

Ma cheffe m'a informé qu'elle avait fait les démarches pour demander si le poste que j'ai occupé ici de manière transitoire pouvait se pérenniser sur un poste de quatre ans, étant donné tout le travail que j'accomplissais. J'avais de mon côté fait la demande pour avoir un poste adapté sur une longue durée, mais je n'avais pas encore envoyé la demande car je ne savais pas où je serais affecté, et je craignais que ma grossesse joue en ma défaveur. Ma cheffe m'a conseillé d'envoyer ma demande conjointement à la sienne et a ajouté que ma grossesse ne changeait rien à mes compétences et qu'elle était très heureuse pour moi ! Je lui ai annoncé que mon bébé devrait naître pendant l'été et que je reprendrai le travail en janvier 2019. Elle a répondu que le travail m'attendrait. Joie ! Mes collègues avaient l'air ravis pour moi. Il est précieux d'être bien entouré et encouragé dans des moments essentiels comme celui-ci, j'ai conscience de ma chance.

20 janvier 2018

J'ai tenu quarante-huit jours, jusqu'au départ de Yasmina… Maintenant, ton petit cœur est formé, je vais pouvoir reprendre ma béquille ! Ouf ! Ce ne fut pas une sinécure… Me contenir, me contrôler, être à l'affût de chacune de mes réactions, de chacune de mes pensées… J'ai dû me surveiller sans arrêt, comme le maton d'un détenu dangereux… ! Maintenant, il faut que je sois accompagnée, en plus mes hormones vont être bousculées, et toutes ces transformations à venir, je ne pourrai les traverser sans chimie. Sans lithium disons… Le reste, les anxiolytiques, les neuroleptiques, je les garde au placard, c'est du poison pour le fœtus ça aussi. Les fleurs de Bach et les huiles essentielles font l'affaire. Et quand ça ne va pas fort, je serre les dents, et voilà.

L'angoisse m'accompagne à chaque examen médical. Mais je le dis, je crois si fort en Dieu, je ne manque pas une prière depuis que je partage mon corps avec toi… Je ne te veux que du bien, je sais que tu ne vas pas me faire souffrir… Je ne suis pas seule. Je vais bien. La preuve, j'ai passé cette épreuve des quarante-cinq jours avec brio.

30 janvier 2018

Ces jours-ci ça ne va pas fort. Mon psychiatre m'a conseillé ce matin de me coucher tôt le soir, et de m'autoriser une sieste l'après-midi d'une heure environ. Mais pas plus d'une sieste par jour et pas plus d'une heure sinon mon corps s'habitue trop à l'état de repos et il me devient plus difficile de reprendre une activité. M'a conseillé de ne pas me montrer trop exigeante envers moi-même, et de m'imposer que deux tâches ménagères par jour. J'aime ces conseils qui sont très factuels. Il me conseille aussi de faire au moins une sortie par jour, les jours de télétravail ou quand je ne travaille pas, de toujours m'habiller et faire ma toilette même si je ne vais pas au lycée.

Je me sens vraiment accompagnée avec lui. Il m'a proposé de faire le prochain rendez-vous dans 15 jours, et de ne pas attendre un mois comme d'habitude, car il ne veut pas que la dépression s'installe.

05 mars 2018

Mon bébé, je ne te sens pas encore mais je sais que tu es là. Chaque nuit je te dis des phrases d'amour, je te raconte ma journée, que le positif. Je te ferai écouter mes musiques. Je t'aime tant petite merveille. Et bientôt, mon ventre bougera. Cette sensation magique de sentir un être en soi, de se sentir protectrice, baignée d'amour, bénie. Je te caresserai à travers mon ventre pour te donner tout mon amour.

15 mars 2018

Tu es un garçon, nous l'avons appris aujourd'hui en même temps que ta bonne santé ! Je te sens en moi, c'est merveilleux. Je suis heureuse ! J'avais l'intuition que tu serais un garçon mais quand le gynécologue l'a annoncé, j'étais au comble du bonheur. Un garçon pour moi symbolise la force et le courage, tout ce que représente ton papa. Et lui aussi est tellement heureux d'avoir un petit garçon. C'est lui qui choisira ton prénom. Comme je t'ai donné la vie, lui te donnera un nom.

Je te sens qui remue et ton père aussi te sent lorsqu'il pose sa main tendrement sur mon ventre. Je peux te dire, mon ange, qu'avec toi à mes côtés j'en oublie presque la maladie. Mais que je suis fatiguée de toute cette retenue… ! Malgré le bonheur de te sentir je n'aspire qu'à une chose, c'est que cette grossesse soit finie et que tu sois libéré de mon corps malade.

15 avril 2018

Le cardiologue est formel, la malformation la plus grave que peut causer le lithium est absente sur le fœtus. Le bébé, comme nous pouvons l'appeler maintenant, pourra se développer sans problème jusqu'à terme, puis, à la naissance, il faudra vérifier s'il est atteint d'une malformation, le cas échant, celle-ci sera bégnine et soignable. En rentrant à la maison cet après-midi, j'ai annoncé la grande nouvelle à Amira, qui en a pleuré de joie !

J'ai fait connaissance de la sage-femme conseillée par mon psychiatre, une femme géniale ! Elle m'a posé maintes questions sur ma famille, mon ressenti, et mes appréhensions vis-à-vis de ma grossesse. Ensuite, comme il est un peu tôt pour les cours de préparation à l'accouchement, elle m'a proposé une séance de relaxation, où je devais me projeter avec mon bébé en sécurité dans mon ventre, sur un fond sonore de nature apaisant. À la fin, elle m'a proposé d'écouter le cœur de mon bébé, le plus rassurant de tous les sons… Elle reviendra me voir à domicile, là où je suis bien, tous les quinze jours. Je peux compter sur elle pour m'accompagner. Je ne suis pas seule. J'ai le lithium, et puis je l'ai elle, j'ai ma fille, mon mari est là aussi. Je peux être rassurée.

10 mai 2018

De temps en temps, je fais d'affreux cauchemars. L'angoisse qu'il n'aille pas bien à la naissance sans doute. Je rêve que son cœur ne bat pas, ou qu'il grandit démesurément tout en restant en moi. Je ne ressens pas la même fusion avec lui qu'avec Amira, mais je n'étais pas encore malade à l'époque. J'ai un sentiment de dissociation perturbant. La sage-femme me rassure chaque fois. J'ai fait en sorte d'avoir chaque semaine un professionnel à mes côtés, les semaines où je ne la vois pas elle, je rencontre la gynécologue. À chaque rendez-vous, j'entends battre le cœur de mon bébé, c'est magique, et si soulageant ! La sage-femme me fait faire des exercices de projection : je dois m'imaginer quand le bébé voudra sortir par exemple. Elle a des paroles apaisantes, me dit que je suis bel et bien avec mon enfant, que nous sommes ensemble tous les deux.

10 juin 2018

Je viens de recevoir le courrier m'annonçant qu'on m'octroyait le poste adapté pour quatre ans, et que j'étais maintenue dans mes fonctions, dans le même établissement ! Je n'attendais que cette nouvelle pour poser mon congé maternité. Pour mettre en pause ma vie professionnelle, en tout tranquillité, sachant que mon retour est garanti. Hier, je me suis épuisée à essayer de toujours faire plus et mieux, à vouloir former ma future remplaçante - formation que j'ai achevée mais sur laquelle je ne cesse de revenir pour l'améliorer…

À un moment, j'ai pensé que tu étais prêt, j'ai ressenti des contractions assez rapprochées. Aux urgences, on m'a donné du Spasfon et progressivement, les contractions se sont arrêtées. Je me suis aperçue que je n'étais pas prête à te laisser sortir. Je te garderai donc encore un peu avec moi, mais au moins je lèverai le pied à la maison.

1er juillet 2018

Je te caresse à travers mon ventre, te chante des berceuses ou des chansons que j'aime. Quand tu naîtras, mon fils, j'apaiserai tes colères et t'endormirai avec *Le Verdon*, *Vivo per lei*, *Perfect* d'Ed Sheeran, *I believe I can Fly*, *Just the way you are* de Bruno Mars… Je te sens doux, pendant que tu écoutes. Ces moments tendres que nous partageons, je voudrais qu'ils durent toujours, il n'y a plus que toi et moi, mon bébé.

05 août 2018

Eden est né il y a dix jours avec un petit mois d'avance, mais déjà prêt à sortir à 3,2 kg (YES !). Et tout à l'heure, nous avons quitté la maternité ensemble, lui dans les bras de son père, et moi légère et libérée de ma crainte.

Cette nuit et ce matin nous avons bien dormi tous les deux, et Eden bien mangé tout ton biberon pour être en forme pour le départ. Son papa est arrivé vers 10 heures 15, nous avons vu le médecin puis nous avons pu rentrer à la maison.

Mon ange, dans la voiture en quittant l'hôpital, tu as pris le doigt de ta sœur et tu l'as serré très fort je crois que ça te rassurait en tout cas ta sœur était aux anges. Ta sœur a écouté ton cœur en arrivant à la maison il battait si vite elle était si heureuse d'entendre la vie.

Là en arrivant à la maison, profitant de ta sieste et avant l'arrivée de la famille, je ne veux qu'une chose, écrire sur ton arrivée, cette expérience épique que nous avons vécue.

Je voulais qu'il naisse, je le voulais tellement ! Dissocier ce petit ange de mon corps malade. J'ai marché tant que j'ai pu, enchaîné les longueurs à la piscine et enfin, l'accouchement s'est déclenché. Mo était à mes côtés et cela m'a rassurée. J'ai travaillé pendant 15 heures pour qu'il sorte et mes efforts ont payé, quel bonheur de le rencontrer !

La maladie m'a joué des tours, je m'en serais doutée... Quand Eden est né, une sage-femme a posé le bébé contre ma peau et, c'est étrange, mais je n'ai pas réussi à le garder longtemps contre moi. Surtout, l'accouchement intense a déclenché une accélération de mon humeur et m'a plongée la nuit d'après dans un affreux délire schiz... Non, je voudrais le raconter, mais je ne veux pas gâcher mes premiers mots sur mon enfant, le récit de ses premiers jours dans ce monde, avec une expérience si singulière.

Alors, je raconterai cela la prochaine fois que j'écrirai, avec toi trésor, je n'ai plus le temps d'écrire... !

J'ai parlé de mon délire à la psychiatre qui m'a dit de reprendre mes neuroleptiques. La grossesse et l'accouchement avaient chamboulé mes hormones et tout mon intérieur était bousculé. Il a fallu réagir immédiatement après la naissance, pour éviter l'emballement, alors elle m'a prescrit un neuroleptique matin et soir. Avec tout ça, je craignais d'être seule avec mon bébé, de me sentir mal, ou de m'endormir, de ne pas me réveiller la nuit et de ne pas arriver à m'en occuper, lui qui est si fragile.

Heureusement, Mo a pu dormir à la maternité une nuit sur deux pendant mon séjour prolongé de dix jours, il a eu droit à un congé paternité, et les nuits où il était absent, je mettais Eden à la pouponnière, ainsi il ne restait jamais seul avec moi la nuit. Mo devait rentrer à la maison s'occuper d'Amira, préparer notre arrivée à Eden et moi, acheter ce qu'il faut. Même si maman est arrivée le lendemain de la naissance et est restée durant tout mon séjour à la maternité pour l'aider avec Amira, il a fallu qu'il gère plein de choses, et ne voulait pas laisser notre fille trop longtemps sans ses parents. Il l'a emmenée voir son petit frère tant attendu le soir même de sa naissance. Je ne l'ai jamais vue si heureuse, et j'ai réussi à ressentir des émotions positives pour mes deux enfants réunis. Par la suite, Amira est revenue un jour sur deux, c'était à la fois plaisant et déconcertant car mon organisme chamboulé n'arrivait pas toujours à ressentir d'émotions. Idem, j'étais contente que mon frère et mes deux jeunes sœurs viennent dès le lendemain de la naissance d'Eden mais j'étais gênée car je ne ressentais presque rien pour eux… Ma grande sœur venant d'accoucher elle aussi, elle n'a pas pu venir rencontrer son neveu.

En fait, les premiers temps, je ne pouvais pas rester en place, assaillie par un flot d'émotions et de pensées qui ne semblaient pas les miennes, et qui me détournaient des bons sentiments que j'aurais voulu éprouver. Et cela a bien duré dix jours, tout le temps ou presque que je suis restée à la maternité. Je passais mon temps à marcher, en poussant le landau. Pour autant, je n'arrivais pas à m'occuper correctement du bébé, j'avais du mal à le regarder, à le reconnaître comme mon enfant. Je ne parvenais pas à lui donner son bain, à lui changer ses couches… C'était très violent de me voir incapable de prendre soin de lui. En plus, à cause des médicaments, je ne peux pas l'allaiter. J'ai ressenti un grand sentiment de culpabilité. Comment moi, femme malade, mère-poison, pouvais-je imaginer élever cette petite merveille ? Je ne le méritais pas. J'ai culpabilisé. Beaucoup, beaucoup… STOP, là aussi je t"en reparlerai la prochaine fois, c'est trop dur !

Mais la psychiatre et les sage-femmes ont tout fait pour me rassurer. J'étais très encadrée à la maternité. Il le fallait. Je me connais depuis le temps que je traîne mon mal, alors j'avais préparé mes arrières. J'avais demandé à rencontrer la psychiatre tous les deux jours. À la maternité, elle a mis en place un encadrement très serré par les sage-femmes, qui passaient trois fois par jour pour voir comment j'allais et pour me donner les médicaments. Les trois premiers jours, c'est une sage-femme qui a donné le bain à Eden. Quand j'étais trop agitée, elle le prenait en charge pour me permettre d'aller me promener dans la cour de la maternité. Je marchais très vite pendant une vingtaine de minutes, ce qui atténuait un peu mon trop-plein d'énergie. Pour que je puisse bien dormir la nuit, les sage-femmes prenaient en outre Eden à la pouponnière. Le personnel a été aux petits soins, je lui en suis très reconnaissante.

Aujourd'hui nous sortons. Je rentre à la maison avec mon bébé. J'ai peur de mon changement d'humeur, peur de l'arrivée de la dépression, peur de ne pas arriver à m'occuper de mon trésor… Mais heureusement je ne suis pas seule, Mo mon ange a pris trois semaines de congé supplémentaires pour s'occuper de son trésor. C'est lui qui se lèvera jusqu'à ce qu'il fasse ses nuits. Demain, pour ma sortie de la maternité, ma belle-famille va venir au complet une semaine. Mon beau-père et ma belle-sœur ne connaissent pas la France encore, ce sera une première. Je suis très touchée.

Ça y est, je commence à ressentir des émotions naturelles. Tant mieux car ma belle-sœur arrive avec son bébé de six mois, et je ne voudrais pas être insensible à la réunion des deux petits cousins, et ne rien ressentir quand je porterai ma nièce ou quand je verrai ma belle-mère porter son petit-fils tant attendu.

Côté médical, la psychiatre a mis en outre un suivi deux jours par semaine dans une unité de soins postnatale, à partir de septembre, où des sage-femmes nous prendront en charge, moi et mon bébé. Elles seront à mes côtés lorsque je jouerai avec lui ou lui donnerai à manger et prendront la relève pour me laisser me reposer. C'est très rassurant.

20 août 2018

Mon état s'est stabilisé, je peux diminuer le neuroleptique à un le soir, et je peux revenir sur ce que j'ai vécu, car je crois que c'est bien d'écrire les choses difficiles pour les exorciser.

Dans la nuit qui a suivi la naissance d'Eden, je ne me suis pas endormie, malgré la fatigue du travail, et les yeux grands ouverts dans le noir, avec Mo à ma droite et Eden à ma gauche, je me suis sentie partir. Comme si quelqu'un d'autre venait en moi. Je sais que ce n'est pas vrai, mais c'est ce qu'il m'a semblé ressentir. Comme dans un délire schizophrène, je n'étais plus moi. J'étais devenue Gabriel, mon grand frère mort dans le ventre de ma maman quelques mois avant ma conception, ce frère qui aurait dû vivre à ma place. Cette nuit-là, le temps du délire, Gabriel a vécu ! Je l'ai rendu à la vie après avoir mis au monde mon propre enfant. Gabriel a parlé en moi et a vécu à travers moi, tandis que Lily s'est envolée ! Fini Lily, fini… partie pour laisser place au frère qui aurait dû vivre à sa place. Alors, à l'extérieur de moi-même, je me suis parlé. Je me demandais « Pourquoi es-tu là, Gabriel ? », et me répondais « Pour te protéger de toi-même, car tu as vécu une expérience trop éprouvante, et cette nuit, tu dois te reposer ». Je n'y comprenais rien. C'est vrai que je m'étais déjà parlé à moi-même par le passé, ou que j'avais déjà senti une présence dans les moments les plus difficiles, mais m'adresser à moi-même comme à deux personnes distinctes et discuter… Gabriel m'a raconté qu'il était mon ange gardien, qu'il me rend visite chaque fois que j'ai besoin d'être protégée face à un grand danger. Il m'a dit qu'il avait été là lors de mon accident de voiture à treize ans, et moi, Lily, il est vrai que je me souviens d'une présence qui m'a empêchée de partir lors de l'accident, qui est restée à mes côtés, telle une présence rassurante, pendant mes dix jours de coma. Chaque fois que je suis en danger, à cause d'une overdose médicamenteuse, ou, plus jeune, d'une relation difficile avec les garçons, Gabriel était là, veillant à ce que je n'ingurgite pas de dose mortelle, ou à ce que les secours arrivent à temps… La nuit de l'accouchement, il a voulu me rassurer sur la suite des évènements, et m'a annoncé que je serai très bien prise en charge avec Eden, et bien entourée par mes proches.

Après cet échange, Lily est revenue, mais elle n'allait pas bien du tout. Elle se sentait très fragile.

Dans les jours qui ont suivi, je me sentais tellement coupable, tellement inapte à m'occuper de mon enfant, que quelque chose, cette voix maléfique qui m'agonise d'horreurs à certains moments, m'a soufflé des idées atroces. Pauvre bébé, après t'avoir fait vivre, je t'aurais fait…

Alors j'ai repensé à Gabriel, je me disais que je n'étais pas seule, qu'il me protègerait de moi-même, et je me suis rassurée en me récitant toutes les aides qui étaient là pour moi. Eden n'était plus seul avec sa mère ; si j'allais mal, je pouvais m'éloigner de lui et le confier à quelqu'un de bien qui prendrait soin de lui le temps que je m'apaise.

26 octobre 2018

Tu as trois mois aujourd'hui, et je suis si heureuse de chaque journée passée avec toi. Cela fait maintenant six semaines que je suis seule à m'occuper de toi, hormis le soir et les weekends quand ton papa et ta sœur m'aident.

Je te nourris, petit à petit je rythme tes journées avec les biberons. Maintenant j'arrive presque à te donner quatre biberons par jour, à heure fixe, pour les repas. Tu fais des nuits de 22 heures à 7 heures. Je suis fière de nous. Je te change, je t'habille, te fais ta toilette et te donne le bain, en réservant un bain par semaine avec ton papa.

08 novembre 2018

Mon amour, je suis tellement heureuse de ce temps passé avec toi. Toute la journée, dans tes temps d'éveil, tu me regardes tu ne te lasses pas de me regarder de tes grands yeux. Cela t'apaise de me voir et de m'entendre, alors je te chante des comptines. Quand tu t'énerves, je te prends dans mes bras, te berce, te serre tout contre moi en te redonnant des chansons et tu te calmes. Je suis vraiment ta maman. Quel bonheur d'être le centre de ton monde, de t'être aussi nécessaire, comme tu es le centre de mon monde.

08 janvier 2019

J'ai réussi. Oui, malgré la maladie, malgré les inquiétudes et les avertissements des médecins, mon fils est là, et je peux dire au jour d'aujourd'hui que je m'occupe désormais de lui comme une vraie maman. Eden nous apporte un bonheur indicible à tous les trois. Je gère très bien la maladie, tout s'est remis en place à l'intérieur de moi.

Je pensais que j'aurais du mal à reprendre le travail après sept mois d'arrêt et tout ce temps en tête-à-tête avec mon bébé, pourtant la reprise ce matin s'est bien passée. J'ai fait mes tâches, discuté avec ma cheffe et mes collègues.

Tout est revenu à la normale, et je prie pour qu'il en soit toujours ainsi.

Après tout ce temps où tu es resté précieusement à mes côtés, m'accompagnant dans la maladie puis dans le chemin de la stabilisation, aujourd'hui, cher journal, je prends un nouveau départ. J'ai décidé de mettre un terme à mes confidences. Mais avant de te laisser, pour vivre ma vie de maman, malade certes mais stabilisée, je veux lister les stratégies que j'ai mises en place pour gérer la maladie au quotidien. Ce sera mon pense-bête, que je consulterai chaque fois que je serai confrontée à un doute ou à une difficulté :

- Même si cela m'est parfois difficile, donner toute mon énergie pour entretenir une vraie relation avec Eden et passer du temps avec lui. Après la préservation de ma santé, mon fils est ma priorité.
- En période basse, de déprime, de grande fatigue, ne pas

me faire violence, et ne pas culpabiliser de ce que je ne fais pas. M'autoriser à davantage me reposer tout en donnant le peu de force qui me reste pour Eden. Je ne peux pas me contenter de dormir et rester enfermée en moi-même.

- Malgré cet état, m'habiller chaque jour et faire une sortie à l'extérieur, ne serait-ce que dans le jardin.
- Dans cet état, même si je crains d'être encore plus assommée, prendre un Tercian. Ce neuroleptique à action rapide m'aidera à ralentir le flux des pensées négatives qui engendre la dépression.
- Ne pas m'attacher aux remarques ou reproches des autres qui ne peuvent comprendre mes difficultés (Mo, Amira, maman, ma cheffe, mes collègues, et Eden quand il sera plus grand !)
- Au sortir de la période basse, profiter le plus possible de ma vitalité retrouvée pour accomplir les tâches que j'avais dû reporter. M'autoriser à faire tout ce que j'avais reporté même si cela me donne énormément de choses à effectuer sur une courte durée, afin d'être satisfaite de moi.
- Lorsque je ressens l'accélération de mon rythme, que je sens que je dévie vers une période haute, préserver mon sommeil, ne pas hésiter à prendre là encore un Tercian pour ralentir le flux des pensées positives, même si je me réjouis d'avoir quitté mon état somnolent.
- Dans cet état, rester très vigilante sur mes dépenses. Toujours réfléchir à deux fois avant de faire un achat, car me laisser un petit peu aller risque de dégénérer en achats déraisonnables et de provoquer l'hypomanie.
- En période basse comme en période haute, et si nécessaire en période normale, lutter contre ma tendance à m'iso-

ler pour me protéger et protéger les autres de ma maladie. Le mieux-être réside souvent dans la compagnie des amis, de la famille. Me répéter que ma compagnie ne dérange pas mes proches même lorsque je suis mal ; au contraire, ils ont souvent à cœur de se rapprocher de moi pour m'aider.

Telle est la liste, non exhaustive, des meilleures réactions à avoir face à ma maladie. Elle clôt mes confidences, et doit me rester en tête pour le restant de ma vie.

Ce livre, tel un cadeau, m'a fait prendre conscience du chemin que j'avais parcouru au fil de ces années... Je veux remercier ceux qui m'ont aidée à mener ce précieux projet à bien et qui m'accompagnent sur mon chemin...

Je tiens en premier lieu à remercier mon mari, qui m'a encouragée à réaliser ce projet de livre et qui m'a soutenue pendant toute son élaboration ; je le remercie aussi et surtout pour sa présence, pour son amour et sa patience, qu'il me témoigne depuis dix ans, dans la maladie comme dans la joie.

Je remercie ma maman, qui est toujours là pour moi, et mes enfants, qui m'aident et me donnent tout leur amour.

Je remercie mes sœurs et mon frère qui me ramènent toujours à la « normale », et qui, même dans les plus durs moments et au cours de mes hospitalisations, agissent envers moi avec bienveillance et me traitent comme une personne ordinaire et non comme une malade.

Je remercie ma marraine, ma cousine du même nom que ma fille, et mes chères amies pour leur gentillesse et leur écoute chaque fois que j'en ai besoin. Je les remercie, elles aussi, de me traiter normalement.

Je remercie également tous les soignants, infirmières, sages-femmes, sophrologues, masseuses, psychologues et psychiatres pour leur accompagnement et leur suivi, qui m'ont permis d'avancer dans la maladie.

Enfin, je remercie ma biographe, qui m'a aidée à reprendre mes écrits pour faire de mon journal personnel un livre que je peux partager.